Verena Kast

Mit Leidenschaft für ein gelingendes Leben

Verena Kast

Mit Leidenschaft für ein gelingendes Leben

Ein Lesebuch

Zusammengestellt von Hildegunde Wöller

Mit einem einleitenden Essay von Ingrid Riedel
Zum 65. Geburtstag von Verena Kast

Kreuz

Bibliographische Information der Deutschen Bibliothek
Die Deutsche Bibliothek verzeichnet diese Publikation in der Deutschen Nationalbibliographie; detaillierte bibliographische Daten sind im Internet über http://dnb.ddb.de abrufbar.

Postfach 80 06 69, 70506 Stuttgart

www.kreuzverlag.de

Umschlaggestaltung: [rincón]² medien gmbh, Köln
Umschlagbild: © Frank Krahmer/Getty Images
Autorenfoto: © Judith Stadler
Satz: de·te·pe, Aalen
Druck: Clausen & Bosse, Leck

ISBN 978-3-7831-3050-8

Inhalt

Verena Kast – eine schöpferische Frau und ihr Werk

Ein einleitender Essay von Ingrid Riedel

I

Als wir uns im Jahre 1974 in Zürich bei einer ihrer Vorlesungen über Ingeborg Bachmann begegneten und dabei gleich in ein faszinierendes Gespräch über die im Buch »Malina« enthaltenen Träume gerieten, blickte Verena Kast auf einmal auf die Uhr und unterbrach unser Gespräch, bedauernd, aber unwiderruflich, mit den Worten: »Jetzt muss ich aber meine Kinder versingen und verbeten«, so drückte sie sich eher humorvoll aus, aber es hieß unmissverständlich, dass sie jetzt zurück nach St. Gallen fahren müsse, wo sie derzeit lebte und bis heute lebt, um ihre Kinder mit dem gewohnten Gute-Nacht-Ritual zu Bett zu bringen.

So war und ist Verena Kast, seit ich sie kenne: leidenschaftlich engagiert an ihren Themen und an der »message«, die in ihnen enthalten ist – so auch bei Ingeborg Bachmann an der Frage nach gelingendem oder scheiterndem Leben – nicht weniger oder noch viel mehr engagiert an einem gelingenden Leben selbst, für sich und für alle, die zu ihr gehören.

Kinder? So fragte ich mich im Gegenüber zu dieser geistig hellwachen Frau, dieser knapp Dreißigjährigen, der jüngsten Dozentin des C. G. Jung-Instituts damals, einer Frau, die mit ihrer ausgesprochen schnellen, lebhaften und dabei so plastischen Sprechweise, die allen wissenschaftlichen Jargon vermied, eine so große Zuhörermenge angezogen hatte, dass man einen Raum außerhalb des Instituts für ihren Vortrag hatte anmieten müssen.

Bei einem unserer nächsten Treffen erfuhr ich, dass sie die adoptierten Kinder ihrer an Krebs verstorbenen Freundin, die sie bis zu deren Tod begleitet hatte, als ihre eigenen aufzog, da derzeit niemand anderer im Umkreis da gewesen war, der diese Kinder von klein auf gekannt und geliebt hätte, außer ihr selber. Auf sich gestellt, hatte Verena Kast diese Aufgabe übernommen, als sie nach abgeschlossenem Studium und Doktorat gerade dabei war, ihre Praxis als Jung'sche Psychotherapeutin für Kinder, Jugendliche und Erwachsene in St. Gallen aufzubauen. Die Praxis im Haus, einem Appenzeller Bauernhaus, ermöglichte ihr, den Tag über anwesend zu sein, sodass die Kinder sie immer erreichen konnten. Keine Frage, es schien auch mir des Einsatzes und der Liebe wert, dieser mutigen Wahlfamilie den Rücken zu stärken und im Rücken zu stehen. Seitdem kehre ich bei Verena Kast und ihrer Familie ein, sooft ich irgend kann und es meine eigene Lebensplanung erlaubt.

In einem kleinen Holzhaus am Bodensee verlebten sie ihre Sommer, in den Aroser Bergen die Skiferien und manche Herbsttage an der Côte d'Azur. Verena Kast vermochte auch noch später die Jugendlichen mit Reisen nach Irland, nach Israel, nach Malta zu begeistern und ihre kulturellen Interessen zu wecken – und heute besteigt sie auf einer Paris-Reise mit ihren drei Enkeln den Eiffelturm gleich zweimal hintereinander, da es »so schön« sei.

Als eine große Bereicherung ihres Lebens versteht Verena Kast ihre Wahlfamilie heute, auch wenn es damals, als sie die Kinder übernahm, zunächst galt, so manche Pläne zurückzustellen, die sie nach Abschluss ihres Studiums gehabt hatte, z.B. weitere Studienjahre im Ausland zu verbringen.

Verena Kast hat ihr Leben lang etwas eingesetzt für das gelingende Leben, für ihr eigenes und für das der anderen.

Als Detlev von Uslar, ihr Doktorvater an der Universität Zürich, sie in diesen Jahren anfragt, ob sie sich nicht habilitieren wolle, sagt sie ohne zu zögern »Ja«, aber nur, wenn sie ein Thema wählen dürfe, das sie sowieso beschäftige, dieses Thema aber war das Thema »Trauern«, die Frage nach dem Umgang mit dem Tod, die These, dass es so etwas wie einen Trauerprozess gebe, der der menschlichen Seele eingestiftet sei. Auf ein solches Thema kann man gewiss nicht kommen, wenn es einen nicht anhaltend beschäftigt. Es beschäftigte aber Verena Kast nicht nur seit dem Krebsleiden ihrer Freundin, die sie bis zu ihrem Tod begleitet hatte, sondern seit der ersten großen Erschütterung in ihrem Leben, die nicht lange vor dem Tod der Freundin geschehen war: dem plötzlichen Tod ihres damaligen Partners nach einem Herzinfarkt.

Den ersten Menschen, der ihr viel bedeutete, hatte sie allerdings schon mit sechs Jahren verloren: den geliebten Großvater, der ihr die Märchen nahegebracht hatte, oft in so fantasievoll ausgeschmückter Gestalt, dass sie später Großvaters Version der offiziellen, die sie in Büchern las, gerne vorgezogen hätte. In den Tagen nach seinem Tod hatte sie einen nicht ungefährlichen Unfall mit dem Schlitten, was sie früh damit in Verbindung brachte, dass sie fast nicht weiterleben wollte, als sie Großvater verloren hatte.

Als Jüngste nach drei wesentlich älteren Geschwistern in einer Bauernfamilie geboren, hatte sie mit niemandem so viel Zeit verbringen können wie mit Großvater, der immer für sie da war; vor allem hatte er ihre lebendige Fantasie angeregt.

Hellwach durchlief sie anschließend die ländliche Schule, machte die Ausbildung zur Lehrerin – bis dahin folgte ihr ihre Familie noch –, begann zu unterrichten und kam doch bei einem nachdenklichen Gang am Bodensee zu der Überzeugung, dass dies in ihrem Leben nicht alles gewesen sein konnte, das Unterrichten in einer ländlichen Schule, auch wenn sie es mit Begabung und Freude angefangen hatte.

In Basel begann sie dann, ganz auf sich gestellt – einen Teil des Studiengeldes als Skilehrerin verdienend –, das Studium der Psychologie, verbunden mit den Fächern Literatur und Sport, wobei sie das letztere Fach, das sie sehr liebte, nach einer Sportverletzung beim Turmspringen aufgeben musste (was sie nicht hinderte, später als eine der Ersten das Windsurfen auf dem Bodensee zu praktizieren).

Nach dem Wechsel an die Universität Zürich schloss sie das Universitätsstudium zunächst mit dem Lizenziat ab, um dann ihre wissenschaftlichen Studien mit einem Doktorat über »Kreativität in der Psychologie C. G. Jungs« abzurunden: Zu der Zeit hatte sie die Psychologie C. G. Jungs bereits zu faszinieren begonnen, die damals z. B. mit Franz Riklin, der sie für das Assoziations-Experiment begeisterte, und mit Marie-Louise von Franz, deren weiterdenkende Meisterschülerin in Märcheninterpretation sie wurde, bedeutende Vertreter und Vertreterinnen hatte.

Verena Kast begann eine Ausbildung in der analytischen Psychologie C. G. Jungs, da sie das Schöpferische in der Jung'schen Psychologie und Psychotherapie stark faszinierte. Entsprach es doch der schöpferischen Anlage in ihr selbst.

In diese Zeit fielen jedoch auch die einschneidenden Ereignisse in Verena Kasts Leben, die ich schon erwähnt habe, allem voran der Tod des geliebten Partners nach einem Herzinfarkt, was ihr Gleichgewicht so tief erschütterte, dass sie eine Zeit lang bei Bergwanderungen nicht ohne einen Stock auskam. Tief schnitten, wie gesagt, diese Erfahrungen und auch die Entscheidung, die beiden Kinder der verstorbenen Freundin aufzuziehen, in ihre Lebensplanung ein.

Auf sich gestellt, aber auch bald wieder von tragfähigen Freundschaftsbeziehungen begleitet, baut Verena Kast zuerst ihre psychotherapeutische Praxis aus und arbeitet bald als Dozentin am C. G. Jung-Institut in Zürich mit. Für ihre Märchen-Vorlesungen müssen schon damals immer wieder Säle außerhalb des C. G. Jung-Instituts angemietet werden, um die große Zahl der interessierten Hörer zu fassen. Verena Kast ist es, die schöpferisch neue Akzente auch in der von Marie-Louise von Franz begründeten tiefenpsychologischen Märcheninterpretation setzt, indem sie den dynamischen Aspekt der Märchenhandlung betont, den Entwicklungsweg der Märchenfiguren; indem sie den archetypischen Hintergrund ernst nimmt, ihn aber doch vor allem in seinen menschlichen Repräsentanten und in deren Komplexen und Konflikten konkretisiert. Überhaupt versteht sie den Märcheninhalt in seiner Funktion als Narrativ, auf dessen Erzählqualitäten es ankommt, die man nicht durch zusammengefasste Märcheninhalte ersetzen und nur auf eine Metatheorie hin interpretieren darf. Bald über die Grenzen der Schweiz hinaus bekannt, als eine, die die Weisheit der Märchen für ein heute gelingendes Leben zu erschließen weiß, wird sie zu Vorträgen z. B. an die Evangelische Akademie Hofgeismar oder auch zu den Lindauer Psychotherapiewochen eingeladen, auch zu den jährlichen Tagungen der Internationalen Gesellschaft für Tiefenpsychologie. Überall vermag die junge Frau mit ihrer ursprünglichen bildhaften Sprache, ihrer ungekünstelten Art und ihren »Märchenhaaren«, wie manche ihre blonde Lockenmähne nennen, die Hörerinnen und Hörer zu begeistern und das damals breite Interesse für die Wiederentdeckung der Märchen aufzugreifen: Nach dem ersten Buch über

»Das Böse im Märchen«, zusammen mit Mario Jacoby und Ingrid Riedel verfasst, entstehen in rascher Folge die Märchenbände der Reihe »Weisheit im Märchen« im Kreuz Verlag, Monografien zu einzelnen Märchen, wie zum Beispiel zu den Grimm-Märchen »Der Teufel mit den drei goldenen Haaren« und »Die Nixe im Teich« oder zu »Ali Baba und die vierzig Räuber« aus Tausendundeiner Nacht, später die umfassenderen Bände, wie »Märchen als Therapie«, dazu die Sammelbände zu mehreren Märchen-Interpretationen (die im damaligen Walter-Verlag erschienen), die von »Wege aus Angst und Symbiose« bis hin zu »Liebe im Märchen« reichen.

Schöpferisch geworden ist Verena Kast von Anfang an auch durch den Stil ihrer wissenschaftlichen Arbeit, durch den lebendigen Ton ihres Sprechens. Sie findet eine anschauliche Sprache für psychologische Zusammenhänge, für deren Lebensbezug, und vermeidet den bloßen Wissenschaftsjargon. Sie möchte für sich selbst sprechen, sich nicht hinter Zitaten und Autoritäten verstecken. So hat sie eine Kunst des wissenschaftlichen Sprechens entwickelt, wie man sie sonst allenfalls von den besten Wissenschaftsautoren des angelsächsischen Sprachraums kennt, eine Kunst, die eine breite Leserschaft und Hörerschaft erreicht, die es ihr wiederum dankt, weit über Fachkreise hinaus. Hat Martin Luther damals seinem deutschen Volk »aufs Maul« gesehen, so hat Verena Kast ihrem Schweizervolk »aufs Muul« geschaut, mit ihrer Fähigkeit, Psychologie in ihrem Lebenswert zu erschließen und sie damit in die Nähe der Betroffenen und in die Weite der Öffentlichkeit zu tragen. Kein Wunder, dass oft auch herzhaft gelacht wird in ihren Vorlesungen, wenn sie treffende Beispiele mitten aus dem Leben heraus findet, sodass viele sagen: Genau so hätte es mir passieren können!

II

Als ich Verena Kast, die damals in ihren Dreißigern war, zum ersten Mal hörte, in einer temperamentvollen Vorlesung, in ausgesprochen schnellem Tempo vorgetragen, hochkonzentriert und fundiert im Inhalt, doch immer wieder von urwüchsigen Bemerkungen unterbrochen, die bei den Hörern ein Schmunzeln auslösten, da hätte ich nicht vermutet, dass wenige Jahre zuvor Tod und Trauer in ihr Leben eingebrochen waren. Verena Kasts wissenschaftlicher und publizistischer Weg begann jedoch mit einem Buch über »Trauern. Phasen und Chancen des psychischen Prozesses«. Seinerzeit, im Jahre 1982, war es ein bahnbrechendes Werk, das die psychologische Erforschung der Trauer und ebenso die konkrete Begleitung Trauernder, die noch in ihren Anfängen steckte, unübersehbar anregte und beeinflusste. In diesem Buch erarbeitet Verena Kast den phasenhaften Verlauf eines jeden Trauerprozesses samt seinem Ziel, das ein seelisches Wiederfinden des geliebten Menschen, von dem der Tod den Trauernden trennte, ermöglicht. Dieses Wiederfinden kann auf einer innerpsychischen Ebene geschehen, und zwar nur dann, wenn und nachdem die äußere Trennung unerbittlich wahrgenommen und akzeptiert ist. Wird sie nicht wahrgenommen, pflegt sich der Trauerprozess hinauszuziehen und zu verschleppen. Der Trauerprozess, ein kreativer Prozess gleichsam, den unsere Seele zu gestalten und zu durchschreiten vermag, wenn sie ihren Emotionen und ihren Träumen folgt, kann zur Wiedergewinnung eines »neuen Selbst- und Weltbezugs« für den Trauernden führen, wenn er sich aus dem »Beziehungsselbst«, zu dem er zuvor mit dem geliebten Anderen verflochten war, wieder zu lösen und zu einem einzelnen Menschen zu werden vermag.

Nach dem Buch über das Trauern, das damals die Trauerforschung überhaupt erst in Gang setzt, ist Verena Kasts Name eine Zeit lang so sehr mit der Emotion Trauer verbunden, dass manche sogar von »Trauer-Kast« sprechen, was sie als unstimmig und herausfordernd empfindet. Sie, die doch gerade durch die Begegnung mit Tod und heftiger Trauer eine neue Leidenschaft für das Leben, für ein gelingendes Leben gewinnen konnte, stellt dem Trauerbuch schließlich eines über »Freude, Inspiration und Hoffnung« entgegen (1991 im Walter-Verlag erschienen), eine inspirierende Studie über die »gehobenen Emotionen«, wobei sie auf die denkwürdige Tatsache stößt, dass diese Emotionen in der psychologischen Forschung oft eher als oberflächlich und naiv eingeschätzt und infolgedessen vernachlässigt worden waren. Nun rückt Verena Kast deren hohen Lebenswert und damit auch ihren therapeutischen Wert ins Licht.

Unter therapeutischer Perspektive entwickelt sie die Idee einer »Freudenbiographie«, die Idee, dass anstelle der Anamnese unserer Leiden und Schmerzen, die gewohnheitsmäßig zu Beginn einer jeden ärztlichen und psychologischen Behandlung erhoben wird, auch eine Anamnese unserer Freuden von Jugend auf erhoben werden könnte. Diese Idee ist revolutionär, denn sie besagt: So wahr unsere Leiden, so wahr sind unsere Freuden. Unsere Freuden sind zugleich unsere wertvollsten Ressourcen, auf die wir auch in schweren Zeiten zurückgreifen können, da sie uns letztlich keiner nehmen kann, sind sie doch so wirklich erlebt wie nur irgendein Leid. Es komme dabei natürlich darauf an, so Kast, dass wir auch die kleinen Freuden, die es in jedem Leben gibt, dabei mitzählen, wahrnehmen und einbeziehen. Bei Verena Kast ist es zum Beispiel schlicht der Geruch und Geschmack von Basilikum, das sie beim Kochen – sie kocht gern und vorzüglich – mit Vorliebe verwendet.

Auf den jeweiligen Kontrapunkt, auch zu den Entbehrungen eines Lebens, kommt es an. Ihn zu setzen, macht unser Leben erst zu einer kontrapunktischen Gesamtkomposition, in der die Gegensätzlichkeit der Stimmen sogar ein intensiveres Erleben beider hervorbringen kann, so wie wir das in der Musik von Johann Sebastian Bach erfahren.

In der Folge werden für Verena Kast, ihren eigenen Lebensthemen entsprechend, weitere Emotionen wichtig.

Was aber gehört, dazwischengefragt, zur »Freudenbiographie« von Verena Kast selbst? Zuerst möchte ich ihre Freude an der Bewegung nennen, an der schnellen, präzisen, lustvollen Bewegung. Wer die Tänzerin Verena Kast kennt, die selbst träge Versammlungen und auch bei mäßig guter Musik aufzutauen und mitzureißen versteht, wie oft bei den Lindauer Tagungen, sodass sich zuletzt alle zu einem dionysischen Fest vereinen, der weiß, wovon ich spreche. Wer Verena Kast, die schwerelos-elegante Skiläuferin kennt, weiß es erst recht.

Wie bei allem ist es ihr hier wichtig, keine Umwege zu machen, keine überflüssige Kraft zu verschwenden, sondern die Leichtigkeit der Bewegung zu finden, die Mühelosigkeit. Noch heute läuft Verena ihren Enkelkindern bei den Wanderungen davon, ist allemal einen Schritt voraus.

Zu ihren Freuden gehört aber nicht weniger das stilvolle Zuhausesein, das Gärtnern, das Verleben der Sommerferien im kleinen Holzhaus am Bodensee – aber auch das Reisen.

Mit einer nahen Freundesgruppe fuhr Verena Kast schließlich mehrere Jahre lang in die algerische Sahara, um Stille, um Einsamkeit, um Ursprünglichkeit zu finden – dort pflegte sie auch eines ihrer subtilsten Hobbys, die Fotografie, in der sie zum Beispiel der Sahara die Aspekte eines Landschaftskörpers abgewann, der in vielem den Formen des menschlichen Körpers entspricht. Alle, die dabei waren, schmunzeln noch heute bei der Erinnerung an das sturmerprobte Kamerateam, bestehend aus einigen Freunden, die damals selbst noch bei aufkommendem Sandsturm mit dem Stativ und allen möglichen sandabwehrenden Tüchern und Decken mit Verena und ihrer Kamera unterwegs waren und ihr unerschrocken zur Seite standen.

Zu Verenas Freudenbiographie gehört zweifellos ihre starke Berührbarkeit durch Kunst, durch den französischen Impressionismus, den Expressionismus der klassischen Moderne, besonders aber durch die Kunst der Gegenwart.

Seit Harald Szeemans Documenta VII, in deren Mittelpunkt die sogenannten »individuellen Mythologien« standen, sind wir gemeinsam durch alle Kasseler Documenta-Ausstellungen gegangen, zu Szeemans Ausstellung noch gemeinsam mit den Kindern, der damals jugendlichen Tochter und dem Sohn, die nicht müde wurden, alle die begehbaren Installationen der großzügig angelegten Karls-Aue zu erforschen, zu begehen und zu erklettern. – Stark davon berührt, besuchen beide bis heute solche Ausstellungen aus eigenem Interesse.

Bei der Documenta XII des Jahres 2007 beeindruckt Verena Kast nichts mehr als eine flügelleichte Konstruktion der Brasilianerin Iole de Freitas, die sich sogar über die Wände des Ausstellungsraums, ja des Ausstellungsgebäudes hinaus ins Freie fortsetzte, Wände sprengend: utopische Architektur, die sich über die Schwerkraft erhebt.

Erschütternd berührt uns dazu das grandios gestaltete Flüchtlingsboot des Afrikaners Romuald Hazoumé, das, aus lauter gebrauchten Benzinkanistern konstruiert, den Namen »Dream« trägt – als ein Freiheitstraum, zum Scheitern verurteilt.

Kein Flug nach New York, keine Vortragseinladung nach

Amerika, ohne dass Verena Kast eines der dortigen Museen besucht hätte. Einmal, als Los Angeles wegen einer politischen Großdemonstration gesperrt ist und die ganze Stadt als chaotisch gilt, zieht sie sich in das dortige Museum zurück und erlebt eine Insel der Stille im »Schatzhaus der Menschheit« (C. G. Jung). Zu der Zeit, in der sie die »International Association for Analytical Psychology« als deren Präsidentin von Moskau bis Sao Paolo, von Vilnius bis Kyoto zu vertreten und dabei in so manchen Konflikten zu vermitteln hat, spricht sie oft vom »Flugzeug als Heimat«. Sie liebt die weite Welt, doch klebt sie nicht an Präsidentensesseln. Nach einer Wahlperiode stellt sie ihr Amt wieder zur Verfügung, um für Neues frei zu sein, nicht ohne durch Abstimmung durchgesetzt zu haben, dass künftig alle Präsidenten der IAAP nur für eine Wahlperiode bleiben, damit durch zügigen Wechsel künftig die neuen und jüngeren Ländergruppen der Gemeinschaft, z. B. aus Südamerika oder bald auch aus Osteuropa, größere Chancen haben, in die Leitungsverantwortung zu kommen.

Bis heute oftmals in München, wo sie in der Geschäftsstelle der Lindauer Psychotherapiewochen gemeinsam mit Manfred Czierpka die Programmplanungen vornimmt, besucht sie das Lenbachhaus, wo sie vor allem den frühen Kandinski und den späten, elementar vereinfachenden Jawlenski liebt, Jawlenskis spirituelle Abstraktionen des menschlichen Antlitzes, die dieser selbst oft nur noch als »Meditationen« bezeichnet.

Die große Mark-Rothko-Ausstellung der Stiftung Beyeler in Basel ergriff auch Verena Kast durch dessen große vibrierende Farbräume, die, vital und emotional ansprechend, ja anrufend, in eine transzendente Schwingung versetzen.

Wie beglückt begegnete sie z. B. in Bilbao in dem dortigen großzügigen Guggenheim-Museum auch einigen Bildern Rothkos wieder, dazu aber auch einer der monumentalen Spinnen, der »Spiders«, die die 90-jährige Louise Bourgeois zu Ehren ihrer Mutter und des mütterlichen Prinzips dort errichtet hatte.

Durch den Besuch eines Museums in dem damals noch abgeschlossenen Ostberlin kam Verena Kast auf die Idee, die dort gesehenen Bilder, die man doch nicht mitnehmen konnte, innerlich auswendig zu lernen, wie man Gedichte auswendig lernt. So trägt sie einen ganzen Schatz auswendig gelernter Bilder bei sich, die sie jederzeit »abrufen« kann, die sie innerlich beglücken und eine tiefe Ressource für sie bilden. –

Eine Episode während eines Besuchs in Istanbul mag Verena Kasts Einstellung zur Lebensfreude noch einmal verdeutlichen: Es war ein Vorfrühlingstag. Etliche Kinder und Jugendliche waren aus den engen Häuserzeilen heraus auf eine breitere Straße gekommen, um die schon wärmende Sonne zu genießen. Etliche von ihnen drückten sich aber auch die Nasen platt an dem Schaufenster eines Sportgeschäfts, in dessen Auslage viele bunte Bälle lagen. Verena Kast nimmt es wahr, geht in das Geschäft, kauft, auf eigene Rechnung natürlich, mindestens zwölf dieser Bälle und wirft sie den Kindern entgegen. Ein Freudengeheul ist die Antwort.

III

Gerade bei ihrer Liebe zur Symbolik und einer »symbolisierenden Einstellung« dem Erleben der Wirklichkeit gegenüber: Der empirische Zugang zur Psychologie und zur psychologischen Forschung, wie überhaupt der klinische Aspekt Jung'scher Psychologie, ist Verena Kast nicht weniger wichtig, als sie dem frühen Jung selbst waren, der sich auch später immer wieder darauf zurückbezieht. Früh betrieb Verena Kast weitergehende Forschungen zu Jungs Assoziations-Experiment, aus dessen empirischen Daten Jung seinerzeit die Existenz der autonomen gefühlsbetonten Komplexe abgeleitet hatte. Verena Kast entwickelte eigene methodische Vorschläge zur Erhebung der jeweiligen Komplexlandschaft des Probanden und zur praktisch-therapeutischen Arbeit an und mit dieser Komplexlandschaft. Bei dem sogenannten Assoziations-Experiment handelt es sich um ein psychologisches Experiment, bei dem den Probanden etwa 50 oder ursprünglich sogar 100 Stichwörter vorgelegt werden, auf die er mit einer spontanen Wortassoziation antworten soll. Wenn einem dabei auf ein so einfaches Reizwort wie z.B. »Haus« sekundenlang nichts einfällt, auch wenn man sonst schnell reagiert, dann spürt man an der eigenen, verzögerten Reaktion, dass man offenbar auf einen Komplex gestoßen ist. Das Experiment erschließt den Zusammenhang zwischen den klinischen Symptomen und deren Symbolik und ist nicht nur diagnostisch, sondern auch therapeutisch einzusetzen.

Schon 1980 legt Verena Kast eine eingehende Studie über das Assoziations-Experiment in der therapeutischen Praxis vor, das sofort zum Lehrbuch avanciert, indem es das Assoziations-Experiment auch als ein therapeutisches Instrument erweist. Das Assoziations-Experiment wird zur Ausgangsbasis für Verena Kasts künftige wissenschaftliche und therapeutische Arbeit an den Komplexen, bei der sie neue Akzente innerhalb der Jungschen Psychologie setzt. So rückt sie den Beziehungsaspekt – eine Beziehungssituation jeweils als Ursache für die Komplex-Entstehung – in den Vordergrund. Komplexe sieht sie vor allem aus einem entsprechenden Zusammenstoß zwischen einem Kind und dessen naher Beziehungsperson entstehen, woraus sich, wenn sich ähnliche Zusammenstöße mehren, eine Prägung, ein allmählich generalisiertes Verhaltens- und Erwartungsmuster ergibt, ähnlich den RIG's, von denen der Säuglingsforscher Daniel H. Stern spricht. Es sind dies Verhaltensmuster, die schließlich auch im Erwachsenenleben immer wieder in die Beziehungen des entsprechenden Menschen, z.B. auch in die therapeutische Beziehung, hineingetragen werden. Sie können nur dadurch aufgelöst werden, dass die zugrunde liegende »Komplexepisode«, die Ur-Geschichte dieses Zusammenstoßes, gleichsam ausphantasiert und dadurch verstehbar wird und so auch in ihren beiden ursprünglichen Polen, dem Erleben des Kindes einerseits und dem des Erwachsenen andererseits, wieder aufgezeigt und bewusst gemacht werden kann. Hier kann dann auch eine mögliche Projektion des Komplexes auf die therapeutische Beziehung bewusst gemacht und damit eine denkbare Kollision zwischen Klient und Therapeut aufgelöst und aufgeklärt werden.

Diese Erkenntnisse, die unter Jungianern noch gar nicht voll rezipiert sind, haben für Verena Kast eine große therapeutische Relevanz. Sie weist mehrfach darauf hin, dass dort, wo in der Therapie die Komplextheorie ausgeblendet wird, oft auch die Konflikttheorie und damit die aktuellen Konflikte des Patienten ausgeblendet bleiben. Manchmal suche man an ihnen vorbei vorschnell die Zuflucht bei den Archetypen, die dann aber recht abstrakt bleiben, wenn sie nicht konkret auf die aktuellen Konflikte, in denen sie wirksam sind, bezogen werden können.

Die Bedeutung der Archetypen tritt für Verena Kast keineswegs in den Hintergrund, vielmehr widmet sie der Beziehung zwischen Komplex, Symbol und Archetyp besondere Aufmerksamkeit, z.B. in ihrem Buch von der »Dynamik der Symbole« (1990): In jedem Komplex, so liest man da, verberge sich ein archetypischer Kern, so z. B. in einem Komplex um das Symbol Haus, einem emotionalen Unbehaustsein also, die Sehnsucht nach Geborgenheit, nach einem Aspekt der Großen Mutter, einem Lebensthema, das es in diesem Fall herauszuarbeiten und auszuphantasieren gilt. Dabei stieße man wiederum auf den emotionalen Kern im Komplex vor, zu dessen archetypischer Ladung gleichsam, die, recht beleuchtet und behandelt, auch heilsam werden kann. Der Archetyp der Großen Mutter strahlt z. B. die bergende Mütterlichkeit aus, die ein verlassenes Kind braucht – auch wenn es heute schon erwachsen wäre.

Wie schon Jung die Archetypen als »anthropologische Konstanten« der Imagination und des Verhaltens bezeichnete, so auch Verena Kast, die Archetypen als dynamische Orientierungsfaktoren versteht, die gerade dann wirksam werden können, wenn das innere und äußere Chaos anwächst. Auch die heutige Systemtheorie mit ihrem Prinzip der Selbstorganisation, sowie die Chaostheorie ermöglichen einen neuen Blick auf die Bedeutsamkeit der Archetypen als Orientierungsfaktoren im seelischen Chaos, gleichsam als »psychische Attraktoren«, die es den Menschen ermöglichen, Emotionen und Informationen zu sinnvollen Bildern zu bündeln, die dann wiederum von ihrem emotionalen Energiekern her zu sinnvollem Handeln führen und herausfordern.

Verena Kast weiß sich in dieser dynamischen Definition der Archetypen durchaus mit Jung einig. Sie möchte die Archetypen als Strukturprinzipien mit einem dynamischen Potenzial gesehen wissen, die inhaltlich gerade nicht festgeschrieben werden dürfen, sondern immer neu aktualisiert werden müssen. Sie enthalten immer auch Unabgegoltenes, das nach vorne weist.

Bei inhaltlicher Festschreibung dagegen könnten sie in mancher Beziehung auch der Zementierung herrschender

Verhältnisse Vorschub leisten, z.B. der Herrschaft eines jeweils verfestigten Frauen- oder Männerbildes oder auch der der Herrschaft eines dogmatisierten Gottesbildes.

Die »Dynamik der Symbole« gälte es vielmehr wahrzunehmen, wie Verena Kast in ihrem 1990 erschienenen gleichnamigen Buch begründet.

Wenn ich sie recht verstehe, gilt für Verena Kast die leidige Spaltung innerhalb der Jungschen Psychologie, die so manche vornehmen, nicht, nämlich die Aufspaltung in solche, die den empirisch-klinischen Zugang zur Psychologie für unerlässlich halten, und solche, die vor allem auf die Faszination und Heilkraft archetypischer Bilder setzen.

Verena Kast schätzt und gebraucht beide Flügel Jung'scher Psychologie und gewinnt gerade dadurch beachtliche geistige und therapeutische Flugkraft.

IV

Als Verena Kast zum ersten Mal bei den Psychotherapie-Wochen in Lindau auftrat, Anfang Dreißig damals, da ging es um Märchendeutungen aus tiefenpsychologischer Perspektive, Vorlesungen, von Kompetenz und Emotion getragen, die dort die jungen Ärzte und Psychologen faszinierten. Fortan fand diese Vorlesungsreihe Jahr für Jahr ihre Hörer und Hörerinnen, treulich kommentiert von den schon erwähnten Märchenbänden aus dem Kreuz und dem Walter-Verlag. Seit 1990 hat nun Verena Kast selber, zusammen mit Manfred Cierpka, die wissenschaftliche Leitung der Lindauer Psychotherapie-Wochen, die mit jeweils rund 1000 Fortbildungsteilnehmern und Teilnehmerinnen wohl die bedeutendste interdisziplinäre, schulübergreifende und internationale Fortbildungsveranstaltung Europas ist, in der sich seitdem die Präsenz Jung'scher Psychotherapie spürbar verstärkt.

Verena Kast hat, wie anfangs schon erwähnt, einen bedeutenden Beitrag zur psychologischen Märchenforschung und zur Erschließung des Märchens für die Therapie geleistet. Weit davon entfernt, Märchen nur als Illustration einer hinter der Handlung stehenden Archetypenversammlung zu betrachten, geht sie jeweils direkt von der bildhaft erzählten Handlung aus, dem Narrativ; erspürt dabei die Emotionen, die sich in den erzählten Episoden und deren Symbolen verdichtet haben und geht so bei ihrer Deutung eben von ihrer eigenen emotionalen Gegenübertragung auf das Märchen aus, auch von der des Patienten, wie z. B. einer bestimmten Angst oder einer Empörung, die sich beim Hören des Märchens einstellt. Dadurch wird eine Fülle von Emotionen und entsprechenden Symbolen frei, die jeweils wieder eine emotionale Ladung enthalten. Emotionen aber lösen die Schmelzhitze aus, die verfestigte Strukturen im Patienten verflüssigen kann, wenn er sich mit der Therapeutin zusammen auf ein Märchen einlässt. Verena Kast geht es nicht darum, ein Märchen vornehmlich als psychologische Informationsquelle zu benutzen, sondern darum, es eben als Narrativ ernst zu nehmen, das den Hörer beim Wiedererzählen und Miterleben des Märchens ergreifen, erschüttern und verwandeln kann. Für sie wird das Märchen dabei zu einer Art von »Übergangsobjekt« im Winnicott'schen Sinne. Ein Übergangsobjekt ist z. B. ein Stoffhase, den das Kleinkind an sich drückt, wenn es Zeiten des Alleinseins überbrücken muss. So kann der erwachsene Mensch sein Märchen an sich drücken und damit zugleich auch die therapeutische Beziehung an sich heranlassen, in der über das Märchen gesprochen wird. Darüber hinaus verkörpert dieses Märchen dann alles, was ein tragender Grund des Lebens sein kann und was auch den Mut zur Entwicklung, zur Bewältigung des Lebensweges vermittelt. Hinzu kommt natürlich die unwillkürliche Übertragung, die Patienten und Patientinnen auf die Märchenheldinnen und -helden haben, wodurch ihr Lebensmut geweckt und die im Heldensymbol »archetypisch eingekapselte Hoffnung« – mit Bloch zu sprechen – freigesetzt wird. Im Spiegel der Märchenthemen lässt sich – so Verena Kast – immer wieder erkennen, dass unsere eigenen Lebensthemen kollektive Entsprechungen haben, woraus die Erfahrung erwächst, selbst ein wichtiges Schicksal zu haben, in einem größeren Lebenszusammenhang zu stehen. So rief eine ältere, seinerzeit vom Beruf recht abgekämpfte Krankenschwester auf einmal aus: »Ich habe ja ein richtiges Schicksal gehabt, wie im Märchen!« Dabei richtete sie sich spürbar auf. Sie hatte auf einmal Bedeutung und Sinn auch für ihr eigenes Leben erkannt und erfahren. »Nur das Bedeutsame erlöst«[1], sagte Jung einmal. Insofern sind Märchen so etwas wie eine »Schatzkammer der Menschheit«: Wiederum erscheint Verena Kast die Gestaltung eines intermediären Raumes der Symbole, besonders des symbolischen Prozesses und die damit verbundene Sinnhaftigkeit von großer Wichtigkeit für die Therapie.

Wie mit den Märchen lässt sich auch mit dem Mythos arbeiten. So entdeckt Verena Kast den Sisyphusmythos als einen Mythos gerade für die Vierzigjährigen, die das, was sich immer wiederholt, das Routinemäßige und auch Vergebliche ihrer Alltagsarbeit, stärker spüren als noch die Dreißigjährigen. Und die doch in der Treue zu ihrem »Stein«, in der Intensität des Immer-Wieder-Hinaufstemmens dennoch – wie Sisyphus – so etwas wie Identität und Inhalt für ihr Leben und etwas, das sie erfüllt, finden können. So sei Sisyphus nicht unbedingt als ein unglücklicher Mensch zu sehen. Auch in diesem Sinne, der Selbstannahme, können

Lebenskrisen zu Lebenschancen werden, wie ein Titel aus dem Jahr 2000 von Verena Kast verheißt. So vermag sie persönlich trotz der gelegentlichen Ungeduld ihres Temperaments und trotz ihres Horrors vor Gleichförmigkeit und Langeweile in ihrer täglichen Arbeit doch immer wieder Chancen und Sinn zu erkennen. Mit Durchhaltevermögen, Interesse und Intensität lassen sich für Verena Kast viele der täglichen Mühen therapeutischer Arbeit bewältigen, zumal bei ihr persönlich Wärme und Solidarität für ihre Patienten und Studenten hinzukommen, die, auch wenn sie die Unbestechlichkeit ihrer Analysen und ihr kritisches Beobachtungsvermögen kennen, immer wieder das Tragende und insofern auch mütterliche Qualitäten in der Begleitung durch sie erleben.

Wie bei Märchen und Mythen hat sie auch bei der psychologischen Interpretation anderer symbolischer Stoffe, vor allem bei Träumen und Imaginationen, neue Akzente gesetzt und neue therapeutische Zugänge gefunden. Bei dem Interpretationsvorgang zählt für sie vor allem die Beziehung zwischen Analysand und Analytikerin. Hierbei faltet sie eine briefliche Bemerkung Jungs auf: »In tiefstem Sinne träumen wir alle nicht aus uns, sondern aus dem, was zwischen uns und dem Anderen liegt.«[2]

Wenn aber Träume zwischen Analytiker und Analysand geträumt werden, dann können sie nur im Gespräch zwischen den beiden erschlossen werden, nicht durch einseitige Deutung des Analytikers und nicht auf rein archetypischer Ebene. Schon im sogenannten Initialtraum eines Analysanden spiegelt sich nicht nur dessen Unbewusstes, sondern auch das des Analytikers, dessen unbewusste Erwartungen an den Analysanden, an die Therapie, die in der ersten Begegnung der beiden und zwischen den beiden aufkommen. In ihrem jüngsten Buch über Träume – »Träume.

Die geheimnisvolle Sprache des Unbewussten« (2006) – erprobt Verena Kast die Ergebnisse neuro-wissenschaftlicher Erforschung des Träumens an den Prämissen Jung'scher Traumtheorie und findet Übereinstimmung. Sieht die neurowissenschaftliche Forschung die Funktion von Träumen, z.B. von Angstträumen, in der Aufarbeitung von Emotionen, so deckt sich das mit der doppelten Prämisse Jung'scher Traumtheorie, dass Träume nämlich einerseits Abbildungen und Verarbeitungsstätten von Komplexen seien, eine Vorstellung Jungs, die in der Jung'schen Psychologie bisher zu wenig aufgenommen wurde; dass sie andererseits aber als Kompensationen der bewussten Einstellung des Träumers, damit auch Transformation von Emotionen zu verstehen seien. In diesem Zusammenhang schätzt und erwähnt Verena Kast auch den wenig bekannten englischen Neuro-Wissenschaftler Ernest Hartmann, der dem Träumen bis hinein in die Vorgänge der Traumaverarbeitung eine besondere Chance im Unterschied zu bewusster Verarbeitung einräumt, da beim Träumen ungleich vielfältigere Verbindungen und Vernetzungen innerhalb der Hirntätigkeit stattfinden können als beim Wachen, Verbindungen, die etwa einem traumatischen Erlebnis auch Erlebnisse anderer Art, Erfahrungen des Gelingens zum Beispiel, entgegenzusetzen vermögen, bis damit die traumatisierende Erfahrung gleichsam »verträumt« werden kann.

V

Eine Psychologie, die wie Verena Kasts die Emotionen als Schlüssel zum Menschen sieht, stellt auch den Beziehungsaspekt der Psychotherapie in den Vordergrund. So ist Verena Kasts Psychologie eine Psychologie der Beziehung, womit sie Jungs Psychologie, die den Beziehungsansatz implizit enthält, ihn jedoch nur wenig belichtet, in einem wesentlichen Bereich neu beleuchtet und akzentuiert. Immer wieder beruft sie sich dabei auf weniger bekannte Aussagen Jungs wie zum Beispiel die, dass die Beziehung zum Selbst »zugleich eine Beziehung zum Mitmenschen«[3] sei oder dass der unbezogene Mensch »keine Ganzheit«[4] habe. Für Verena Kast sind es die Emotionen, die auch die Regulierung von Beziehungen bewerkstelligen: dabei entstehen und wirken Symbole. Es ist bemerkenswert, wie stark Verena Kast bei der Interpretation von Träumen und Imaginationen die Bedeutung des Beziehungsaspekts betont. So gestaltet sie etwa Jungs Methode der Aktiven Imagination von einer bei ihm noch einsam ausgeübten Methode, die man allein zu Hause erprobte, zu einer dialogischen aus, zu der sie Imaginationsanregungen und Hinweise zur gemeinsamen Interpretation entwickelt – so vor allem in ihrem Buch »Imagination als Raum der Freiheit« (1988).

Zusammen mit den Publikationen über »Märchen als Therapie« (1986) und »Der schöpferische Sprung« (1987) sind dies ausgesprochene Anleitungsbücher für die therapeutische Praxis. Jungs psychologische Theorie auch klinisch praktikabel zu machen, ist eines der Hauptanliegen Verena Kasts.

Schon in ihrer frühen Veröffentlichung »Paare. Beziehungsphantasien oder wie Götter sich in Menschen spiegeln«, das sie in ihrem 41. Lebensjahr schrieb (1984), hat Verena Kast den archetypischen Hintergrund von Beziehungsphantasien aufgezeigt. So sieht sie z.B. archetypische Gestalten wie den Gott Shiva und seine Shakti hinter der Beziehungsphantasie symbiotischer Paare stehen oder Zeus und Hera hinter den Beziehungsphantasien ewiger Streitpaare, die unter dieser Konstellation trotzdem ein Leben lang zusammenbleiben werden – ein originelles Buch, an dem Verena Kast seinerzeit mit großem inneren Engagement geschrieben hat und dem sie, bescheiden, im Anhang, ein revolutionär neues Konzept des umstrittenen archetypisch-innerpsychischen Paares, Animus und Anima, beigegeben hat, als eines archetypischen Paares der männlich-weiblichen Polarität, die in der Psyche eines jeden Menschen, ob Mann oder Frau, im Sinne einer Beziehungsphantasie und aller damit verbundenen Lebensdynamik angelegt und tätig ist. Nicht so einseitig wie im missverständlichen klassischen Jung'schen Konzept, das offenbar aus der Psyche des Mannes abgeleitet ist, kann Verena Kast dies sehen: nicht so, als habe nur der Mann als seine weibliche Seite eine Anima, also eine Seele, die Frau dagegen als ergänzende männliche Seite nur einen Animus, eine geistig-rationale Seite, von der sie gar besessen sein könne (jedenfalls solange er unbewusst bleibt), die als bewusst gewordene allerdings der Archetyp weiblicher Schöpferkraft ist. Weit davon entfernt, die Archetypen in ihrer Wirksamkeit zu bezweifeln und etwa in feministischem Eifer (wie so manche) die Animus-Vorstellung abschaffen zu wollen, findet Verena Kast in der Vorstellung von Animus und Anima den Archetyp des Paares, ein Ganzheitssymbol und damit ein überaus fruchtbares neues Konzept, das sich auch als Konzept einer Jung'schen Paartherapie, das, trotz vielfacher Praxis, noch in den Anfängen steckt, als äußerst fruchtbar erweisen könnte. Verena Kast hat verschiedene ihrer Doktorandinnen angeregt, die These von Animus und Anima als Paar-Archetyp, der einem jeden Menschen eingestiftet ist, empirisch an dem reichem Traummaterial, das dazu vorliegt, zu erhärten, und hat damit Forschungen initiiert, die inzwischen abgeschlossen sind.

Ein weiterer Vorstoß in ein eher unbekanntes Feld der Beziehungen gelingt Verena Kast durch ihre Studie über weibliche Beziehungskultur, die aus einer Umfrage unter Passantinnen einer Großstadt hervorgeht und deren Ergebnisse in dem Buch »Die beste Freundin. Was Frauen aneinander haben« (1999) zusammengetragen sind. Es stellt sich heraus, dass Frauen aller Schichten, ob als Single oder Paar lebend, ob verheiratet oder auch nicht, ob mit einem lesbischen Selbstverständnis oder ohne dergleichen, doch alle ein gute, ja eine beste Freundin haben, ja, dass es ein Kontaktnetz von hohem Beziehungswert überall unter Frauen gibt. Es erweist sich dies als eine Beziehungskultur, in der durch Verlässlichkeit, Verfügbarkeit und emotionalen Austausch viele Defizite der Mann-Frau-Beziehung aufgefangen werden – und die doch in der Gesellschaft und leider oft sogar unter Frauen weit unterschätzt wird in dem, was sie als Lebenswert und Lebensqualität bedeutet. Ungewöhnliche Verfügbarkeit füreinander und Verlässlichkeit im Alltag bei allem, was an Bezogenheit und Hilfsbereitschaft anfällt, beeindrucken an dieser Frauenkultur. Verena Kast hat mit der bewussten Wahrnehmung dieser Frauenkultur einen eindrücklichen Beitrag zur Sache der Frauen geleistet. Wen wundert im Zusammenhang mit dem Freundschaftsthema, dass Verena Kast selbst, als Wassermann-Geborene, in einem weiten, ja weltweiten Kontaktnetz von nahen und ferneren Freundinnen und Freunden steht, in freien und dennoch tief verbindlichen Beziehungen. Wer Verena Kast kennt, weiß, dass ihr Interesse an der Wissenschaft und am Beruf von einem gleichgewichtigen Interesse an gelingenden Beziehungen aufgewogen und getragen wird; dass all ihre Interessen und ihre große Schaffenskraft von Eros getragen sind, von Eros zu den Themen und zu den Menschen, denen sie sich vermitteln will, darunter, in echter Generativität, ihre Studenten und Studentinnen, vor allem aber auch ihre Patientinnen und Patienten. »Sie gibt sich auf den ersten Blick gar nicht so betont mütterlich«, sagte mir einmal eine von ihnen, »sie ist es aber!« Wobei sie bei Verena Kast die Mütterlichkeit meint, die zu tragen und auch herauszufordern, vor allem aber in die eigene Entwicklung hineinzuweisen vermag. Generativität, also die Freude an der nächsten Generation und deren Förderung ist für Verena Kast ein wichtiger Aspekt gerade in den mittleren und späteren Jahren.

»Der Geist muss unter die Leute kommen«, so sagt ein Traum Verena Kasts, in dem ihre Vortrags- und Vorlesungsblätter vom Winde ergriffen und hinaus auf die Straße unter die Leute geweht werden, die sie neugierig auflesen, gelegentlich auch gierig an sich reißen. Zwar weiß Verena Kast gut genug, dass viele ihrer Gedanken und Ideen unbewusst oder auch bewusst von anderen übernommen werden, häufig auch ohne sie zu zitieren. Für Verena Kast ist dies immer einmal Grund zum Ärger, ja zur Empörung, noch mehr aber ist es ihr Anlass für die großmütige Art und Weise, die ihr eigener Traum ausspricht: »Der Geist muss unter die Leute kommen.« Ihre Vorlesungen hat sie schon immer über die Themen gehalten, die ihr so sehr am Herzen liegen, dass sie sie gewiss auch ohne Manuskript vortragen könnte, falls der Wind es wegtrüge.

VI

Abschließend komme ich noch einmal auf Verena Kasts Emotionspsychologie zu sprechen. Sie schreibt: »Emotionen halte ich für das theoretische und praktische Kernstück von Psychologie und Psychotherapie. Ich spreche manchmal vom ›emotionalen Selbst‹.« Mit dieser Auffassung trifft sie sich auf überraschende Weise mit der aktuellsten These der Neuro-Wissenschaft und der Hirnforschung, die besagt, dass die Emotionalität des Menschen das Verbindende sein könne, das die verschiedenen Hirnregionen in ihren unterschiedlichen Funktionen zur Einheit des Bewusstseins zusammenschließt. Wenn das, was ein einheitliches Bewusstsein stiftet – so die aktuellste Frage der Neuro-Wissenschaft – wirklich die Emotionalität wäre, dann hätte Verena Kasts Emotionspsychologie dies vorweggenommen, hätte damit ins Schwarze getroffen. Und wäre in ihrer wissenschaftlichen Relevanz ein weiteres Mal belegt. Verena Kast träumt indessen von einem neuen Forschungsprojekt, auch in Verbindung mit den Neuro-Wissenschaften: Es geht ihr um die Idee, dass man vielleicht auch die Archetypen in einer von Emotionen regulierten Ordnung erkennen könne.

Auch ihr Buch »Trotz allem Ich« (2002) geht von einem Gefühl, dem Selbstwertgefühl aus, von dem die Identität des Menschen offenbar in höchstem Maße abhängt. Geht man von den speziellen Emotionen, ihren jeweiligen Funktionen und auch von den möglicherweise gestörten Funktionen aus, so sei eine ganzheitliche Sicht der Psyche möglich. Ebendies hat sie in ihrer bisherigen psychologischen Lebensarbeit, dem Konzept einer Emotionspsychologie, bereits zu entwerfen versucht. Nach Trauer, Freude, Inspiration und Hoffnung wandte sie sich auch den eher tabuierten Emotionen zu, wie Neid, Eifersucht, Angst und Langeweile, so in ihren Büchern »Neid und Eifersucht. Die Herausforderung durch unangenehme Gefühle« (1998 bei Walter erschienen) und »Vom Interesse und der Langeweile« (2000 bei Walter erschienen), wobei für Verena Kast selbst die Langeweile eines der unangenehmsten Gefühle überhaupt ist. Neid und Eifersucht werden hier als Hinweise und Ansporn zu dem verstanden, was jeweils durch uns selbst gelebt und verwirklicht werden möchte. Was wir vielleicht vorerst aber nur an einem anderen, den wir beneiden, weil wir solches Können nur auf ihn projizieren, wahrzunehmen vermögen. Neid kommt ja nicht allem gegenüber auf, was andere besser können, sondern eigentlich nur da, wo es etwas gibt, was wir selber eigentlich auch können könnten, wenn wir es wagten. Weit entfernt von moralischer Disqualifikation solcher unangenehmen Gefühle, befragt Verena Kast sie immer wieder nach dem auch in ihnen enthaltenen Lebenswert. Selbst im Fanatismus findet sie – so in einer Vorlesung von 2003 –, wenn auch pervertiert, noch die Qualität der Begeisterungsfähigkeit für ein Lebensziel, das einen ganz erfüllt.

Grundsätzlich muss man sich auf ein Gefühl einlassen, wenn man etwas verändern wolle, so ihre Meinung.

Ein »sackstarkes Buch«, so hörte ich einen jungen Schweizer nach einer Lesung von Verena Kast aus ihrem Buch »Neid und Eifersucht« sagen. Von dem Neid auf ihre Begabung und ihre Lebensleistung ist Verena Kast von Anfang an nicht verschont geblieben, sie weiß, wovon sie spricht. Doch auch hier spricht sie, ohne zu werten, vom »Sinn« dieser unangenehmen Gefühle, die sich niemand gerne eingesteht: nämlich, im Neider selbst die Fähigkeit freizusetzen, das, worum er andere beneidet, in sein eigenes Leben hineinzuholen und zu realisieren. Wenn es vielleicht auch in geringem Maße und zunächst nur in kleinen Schritten gelingen sollte, so ist dies doch der Sinn des Neides, wodurch dieses unangenehme Gefühl, wenn es bewusst wird, seine Schärfe verliert und nicht mehr nur projiziert werden muss. »Ein Buch, das man gerne selbst geschrieben hätte«, so hörte ich einen fairen, bewussten Neider über dieses Buch von Verena Kast sagen.

Die Fähigkeit, mit Angst und Krisen umzugehen, wird

von Verena Kast als eine Schlüsselqualifikation dafür angesehen, in einer Welt bestehen zu lernen, die sich dramatisch verändert, globalisiert, in der es viele der bisherigen Sicherheiten nicht mehr geben wird. Ihr Buch vom »Sinn der Angst« (1996) ist in diesem Sinne auch sozialpsychologisch hoch aktuell. Nach dem Schock des 11. September und dem Beginn des Afghanistan-Krieges damals, in den Deutschland mit verwickelt wurde, habe ich mich selbst an diesem Buch wieder aufrichten können. Ebenso relevant ist auch in sozialpsychologischem Sinne Kasts Studie zum sogenannten »Schatten« des Menschen, ihr Buch: »Der Schatten in uns. Die subversive Lebenskraft« (2002), das zu einer »Schattenakzeptanz«, wie sie es nennt, bei sich selber und bei anderen anleitet, zu einer »inneren Feindesliebe« gleichsam, und das damit die Feindbilder, die man sonst nur außen bekämpfen müsste, kräftig relativiert. Was Verena Kast selber bei ihrer schnellen Auffassungsgabe und Handlungsfähigkeit zu schaffen macht, zu lieben schwerfällt, ist allenfalls Schwerfälligkeit, Umständlichkeit, wo immer sie auftritt. Aufgenötigte Langeweile erträgt sie schwer, sie sucht sie jeweils in »schöpferische Pausen« zu verwandeln. Unter unserem Schatten versteht Verena Kast im Sinne Jungs jeweils das, was wir mit den bewussten Persönlichkeitsanteilen, die sozusagen im Licht stehen, verdecken.

Mir fällt dazu das Beispiel ein, wie leicht wir eine Neigung zu Schlamperei und Unpünktlichkeit auf Menschen aus südlichen Ländern projizieren, die diese Seiten viel freier darzuleben scheinen, als wir es jemals wagen würden. Wenn wir dazu stünden, dass wir unter unserer manchmal fast zwanghaften Ordnungsliebe und Pünktlichkeit auch leiden, könnten wir vielleicht selbst zu einer etwas größeren Ungezwungenheit kommen, ohne solche selbst nur mühsam beherrschten »schlechten« Eigenschaften auf andere projizieren zu müssen. Zugleich geht aus dieser Einstellung die Fähigkeit hervor, im Zusammenleben mit Menschen aus anderen Kulturen und anderen Werten auch eine Chance zu reicherer Entfaltung und Selbstentfaltung des Menschseins zu sehen. Mit ihrem Buch »Wege aus der Opferrolle« zeigt Verena Kast befreiende Möglichkeiten auf, bei Konflikten aus der Polarisierung in Opfer und Täter herauszufinden, indem wir wieder zu selbstverantwortlichen Gestaltern unseres Lebens werden. An einer ähnlichen Stelle setzt auch eine der letzten Publikationen von Verena Kast an, die ein bedeutendes Thema in unüblicher Weise aufgreift, das Buch »Wenn wir uns versöhnen« (2006). Hier wird wieder, fern jeder moralischen Aufdringlichkeit, aufgezeigt, welcher psychologischen Dynamik unsere Fähigkeit zur Versöhnung folgt und dass sie im Grunde ein Geschenk an uns selber ist, unabhängig davon, ob der Mensch, der uns verletzt hat, schon zur Versöhnung bereit ist oder nicht. Die Fähigkeit zur Versöhnung schenkt uns den inneren Kontakt zu der Beziehung wieder, die über einer Verletzung zunächst zerbrochen ist, darüber hinaus zu unserer eigenen Ganzheit. Sie dient vor allem unserer eigenen Heilung. Dass mit diesem Buch und seinen psychologischen Konsequenzen auch ein wichtiger Beitrag zur möglichen Beilegung innerer Zwistigkeiten in Gruppen und Institutionen geleistet ist, liegt auf der Hand.

Wie wir aus dem allen sehen, hat Verena Kast die bisherige Jung'sche Psychologie vor allem um ein vertieftes Verständnis der Emotionen bereichert. Ihr Verdienst liegt weiterhin darin, zahlreiche Jung'sche Konzepte für die klinische Praxis handhabbar gemacht zu haben. Zudem hat sie überzeugende Verbindungsmöglichkeiten zwischen dem entwicklungspsychologischen Denken und dem symbolisch-archetypischen Ansatz geschaffen, der zum Beispiel in einer eigenständigen

Deutung des Individuations-Prozesses im Zusammenhang mit seinen entwicklungspsychologischen Aspekten zum Ausdruck kommt. Den Verbindungsmöglichkeiten mit den Neuro-Wissenschaften gilt Verena Kasts besondere Forschungsneugier, wie es sich vor allem in ihrem Buch über Träume zeigt. Ressourcenorientiert zu arbeiten, wie es heute viele Therapierichtungen fordern, ist für den Jung'schen Ansatz schon immer charakteristisch gewesen und wird in Verena Kasts psychologischem Konzept besonders betont, z. B. in ihrer schon erwähnten Anregung, auch die »Freudenbiographie« eines Menschen jeweils zu erheben, nicht nur die Anamnese seiner Leiden und Beschwerden. Die zukünftigen Chancen und Möglichkeiten der Psychologie C. G. Jungs in der Öffentlichkeit sieht Verena Kast einerseits in der Entwicklung einer Psychologie der Kultur, die aktuelle soziokulturelle Phänomene zu deuten sucht, indem sie das kollektive Unbewusste einbezieht, die aber zugleich auch das kollektive Bewusstsein beachtete, und den jeweils in der Gesellschaft lebendigen Symbolen, seien es nun die Engel oder seien es die Drachen, besondere Aufmerksamkeit schenkte, um ihnen mögliche Tendenzen für die Zukunft abzulauschen. Die Aufgabe der Jung'schen Psychologie in der Öffentlichkeit läge andererseits in der Ausfaltung des reichen Jung'schen Menschenbildes, das das Schöpferische in das Zentrum des Menschseins stellt, mit einem entsprechenden therapeutischen Konzept, das stärker als die Konzepte anderer Schulen die Fragen nach Sinn, nach Transzendenz einbezieht und sich damit als eine »Psychologie mit Seele« ausweist. Eine Tagung über das Thema »Psyche und Transzendenz« war eine besonders gut besuchte und Aufsehen erregende Tagung im Rahmen der Internationalen Gesellschaft für Tiefenpsychologie, die ebenfalls seit Jahrzehnten von Verena Kast geleitet und ausgerichtet wird. Andererseits aber mag die Zukunftschance der Jung'schen Psychologie in einer Neudiskussion ihrer klinischen Grundlagen liegen, wie sie Verena Kast, ohne Berührungsangst mit den Nachbardisziplinen, schon lange führt, im Rahmen des akademischen Dialogs an den Universitäten Zürich und Basel, nicht zuletzt aber auch im Rahmen der »Lindauer Psychotherapiewochen«, wie gesagt, der wohl bedeutendsten interdisziplinären Fortbildungsveranstaltung der Ärzte und Psychologen im europäischen Raum, die sie zusammen mit Manfred Czierpka, jährlich neu gestaltet.

Die persönliche Motivation zu ihrem reichen Leben und ihrer Lebensleistung liegt, wie wir sehen, in einer Leidenschaft für das gelingende Leben begründet, in einer allem Verlust, aller Trauer und den mannigfachen Rückschlägen des Lebens immer wieder abgewonnenen »Lebens-Leidenschaft«, die sie erfüllt und die von ihr ausstrahlt; die sie weitergibt, damit das Leben vieler gelingen könne.

»Ich will eine strahlende Jung'sche Psychologie in der Welt haben«, so ihr Ausspruch in einem ihrer Träume, zugleich ihr bewusster Herzenswunsch. Auf geistigem Gebiet sei es Ausdruck der größten Treue zu einer Idee, derer ein Mensch fähig ist, wenn er sich mit dieser Idee, dieser Theorie kreativ auseinandersetze, so meint Verena Kast. Und sie, die sich eine »strahlende Jung'sche Psychologie« in der Welt wünscht, hat bei ihrer schöpferischen Interpretation und leidenschaftlichen Auseinandersetzung mit der Jung'schen Psychologie gewiss eines in die Welt gebracht: nämlich eine Kast'sche Psychologie von großer Leuchtkraft.

Dafür ist ihr an ihrem 65. Geburtstag vor allem zu danken.

Vor uns liegt ein »Lesebuch«, das zum Entdecken und Wiederentdecken der bisher erschienenen Bücher von Verena Kast einlädt. Die Textstellen wurden von Hildegunde Wöller, der bewährten Lektorin des Kreuz Verlags ausgewählt, die Verena Kast als Autorin seinerzeit (1982) gleichsam »entdeckte« und deren erste große Veröffentlichung, das Buch über Trauern lektorierte – ein erstes unter vielen.

Wir bleiben neugierig auf alles, womit Verena Kast uns künftig überraschen und gewiss auch weiterhin herausfordern wird.

Leben soll intensiv sein[1]

Die Nixe als Symbol für heftige Gefühle

Leben soll intensiv sein – ist es das nicht, dann suchen wir Menschen alle möglichen Mittel, um die Intensität zu steigern, notfalls auch mit Rauschmitteln. Wenn das Leben aber zu »intensiv« ist, dann versuchen wir mit allen Mitteln, diese Intensität abzudämpfen – mit bewusster Kontrolle, mit Abwehrmechanismen, mit Medikamenten usw.

Was verstehen wir unter Intensität? Dass wir uns lebendig fühlen, kraftvoll, belebt, beschwingt – von irgendeiner inspirierenden Idee getragen. Intensität erleben wir dann, wenn wir von Emotionen ergriffen sind. Eine heftige Angst zu erleben, ist eine Erfahrung von Intensität. Große Begeisterung ist auch ein Erleben von Intensität, das Erleben von Leidenschaft. In unseren Emotionen spüren wir uns selbst, sind wir auch bei uns. Unser emotionaler Kern macht sehr deutlich unser Selbstsein aus. Emotionen erfahren zu können, gibt uns ein Gefühl der Lebendigkeit; bewusst erlebte Emotionen sind ein wesentlicher Aspekt unseres Selbstgefühls und damit auch unseres Selbstwertgefühls. Emotionen lösen auch eine gewisse Angst aus: Sie müssen kontrolliert werden, sonst werden wir von ihnen »überschwemmt«, reagieren nur noch »emotional« – und das ist bekanntlich immer noch ein Schimpfwort – so meint man. Unterdessen wissen wir, dass man Emotionen zwar unterdrücken kann, dass sie dann aber erst recht unsere »rationalen« Gespräche und Überlegungen bestimmen. Es wäre besser, die Emotionen einzubeziehen und sie dadurch in eine Form zu bringen, die dem menschlichen Zusammenleben dienlich ist.

Vorerst herrscht gesellschaftlich noch immer die Idealisierung des kontrollierten, kühlen Menschen (Mannes) und die direkt damit zusammenhängende Sehnsucht nach Lebendigkeit, die so oft als »Action« missverstanden wird. Es wächst der Angstpegel und damit der offene oder mehr verdeckte Ärgerpegel vieler Menschen ganz generell, der unter anderem auch damit zu tun haben kann, dass sie so viele ihrer anderen Emotionen verdrängen müssen. Weniger Angst vor Emotionen und ein anderer Umgang mit den Emotionen wären angebracht – mit allen dazugehörigen Emotionen.

Die Nixe als Symbol legt nahe, nach der Leidenschaft zu fragen. Und wenn die Leidenschaft in Verbindung mit der Nixe gebracht wird, dann ist deutlich, dass keine moderate Leidenschaft damit gemeint sein kann, sondern eine, die uns auch ein wenig unheimlich ist – faszinierend unheimlich. Jede Leidenschaft bringt es mit sich, dass wir von einem Gegenstand, für den wir uns leidenschaftlich interessieren, von einem Menschen, der unsere Leidenschaft zu wecken vermag, von einer Tätigkeit, der wir uns mit Leidenschaft verschrieben haben, ganz besetzt sind, mit Beschlag belegt, und dass sie viele unserer Kräfte und Energien beanspruchen. Im Gegenzug werden wir dadurch belebt, bekommt unser Leben Bedeutung und Schwung; was unser Interesse so sehr weckt, macht uns interessant und macht das Leben interessant, und damit haben wir ein fraglos gutes Selbstwertgefühl, zumindest so lange, wie die Leidenschaft uns zu fesseln vermag und wir genug Energien haben, sie uns zu gestatten. Das Leben mag einseitig werden, wir mögen einiges versäumen, was wir vielleicht nicht versäumen zu sollen meinen, es kommt möglicherweise recht vieles, was auch zum Leben gehört, durcheinander. Aber nicht zuletzt verändern wir uns selbst dabei, lernen Seiten an uns kennen, von denen wir keine Ahnung hatten. Das Gewohnte verliert an Bedeutung, das Leben wird unruhig, aber es ist intensiv, es holt unsere Begabung zur Intensität aus uns heraus. Falls das Leben chaotisch geworden sein sollte, dann im Sinne eines Übergangs: Wir können nicht in großen Lebensübergängen stehen und dieselben bleiben. Das allenfalls erlebte Chaos aber zeigt den Übergang in eine neue Ordnung an. Wie jede Emotion überrascht die Leidenschaft nicht nur durch die Tiefe und Dringlichkeit des Gefühls, sondern auch durch ihre Zielrichtung, die gerade durch das drängende Gefühl auch wirklich eingehalten wird. Und bedenken wir: Nur wenn wir uns von den Emotionen wirklich betreffen lassen, haben wir genug Energie zum Handeln.

Verliebt sein[1]

Beziehungsphantasien

In Beziehungsphantasien, die wir vor allem in Zeiten großer Verliebtheit pflegen und auskosten, wird der Partner idealisiert, idealisieren wir aber auch die Seiten in uns, die der Partner anspricht. Diese Idealisierung entspricht dem Wesen der Liebe. Sie bewirkt, dass unsere besten Möglichkeiten entbunden werden und wir uns über unser Gewordensein hinaus verändern können. Solche Phantasien liegen jeder Beziehung zugrunde, auch wenn sie uns nicht bewusst werden.

In meiner Arbeit mit Trauernden fällt mir immer wieder auf, dass die Menschen leichter in den Verlust einwilligen können, die recht klar wissen, welche Phantasien sie mit dem verstorbenen Partner in der Zeit ihrer lebendigsten Beziehung verbunden haben, die aber auch sehen, welche Aspekte ihrer Persönlichkeit dieser Partner in ihnen bevorzugt erkannt und damit auch zum Leben verleitet hat. Sie fühlen sich nicht nur beraubt, sie spüren ausdrücklich, was der Partner in ihnen belebt hat und was ihnen auch durch seinen Tod nicht genommen werden kann.

Oft ist es gerade der entscheidende Schritt in der Trauerarbeit, diese Beziehungsphantasien, die sich natürlich im Laufe eines Lebens wandeln, freizulegen, damit die Bedeutung der Beziehung für den eigenen Entwicklungsprozess und das eigene Leben sichtbar wird.

Diesen idealisierenden Beziehungsphantasien liegen die mythologischen Bilder der heiligen Hochzeit zugrunde, wie sie Shiva und Shakti, Ishtar und Tammuz, Zeus und Hera miteinander feiern, in der die Vereinigung von Himmel und

Erde dargestellt wird, um den Ursprung allen Lebens zu bewirken und die Fruchtbarkeit des Lebens zu erhalten … Es geht mir darum, den göttlichen Paaren in der Seele des Menschen nachzuspüren und zu zeigen, welche Bedeutung sie für unsere Beziehungen und für unsere eigene Entwicklung haben.

Besonders wichtig ist mir dabei, den Wandel der Beziehungsphantasien in seiner Problematik und in seiner Fruchtbarkeit für das gelebte Leben zu bedenken, da Beziehungsphantasien unseren tiefsten Sehnsüchten entsprechen, die, wenn wir sie nicht wahrnehmen, sich als Vorwürfe an den Partner äußern.

An der Fähre zum anderen Ufer

Die Bilderfolge eines Traumes kann eine Vorstellung davon geben, wie eine Beziehungsphantasie aussehen kann:

»Ich verließ unsere bergige Landschaft und wanderte hinaus, einen Fluss entlang. Ich fühlte mich allein und auch frei, aber das Gefühl der Heimatlosigkeit überwog das Gefühl der Freiheit. Ich schaute mich immer wieder um, ob ich denn nicht wenigstens einen vertrauten Menschen sehen könnte. Ich kannte niemanden. Es waren aber Männer da, die ich fürchtete, weil sie so brutal wirkten, und es waren überhaupt Menschen da, die alle in sich gekehrt wirkten, von mir keine Notiz nahmen. Langsam wurde mir klar, dass ich nicht bedroht war, außer davon, dass mich niemand zur Kenntnis nahm …

Dort, wo sonst eine Brücke über den Fluss führte, war – wie wohl in alten Zeiten – eine Fährfrau. Bei ihr war ein junger Mann. Die beiden schienen sich sehr zu lieben, ohne dass das durch Gesten zum Ausdruck gebracht wurde. Es war einfach sichtbar. Er war jung – irgendwie auch alt – und wirkte wie ein junger Mann, dem immer wieder etwas einfällt. Sie war wunderschön, fremdländisch, sehr behutsam und ganz konzentriert auf ihre Arbeit. Die beiden waren überhaupt sehr konzentriert auf ihre Arbeit. Mich packte eine ungeheure Sehnsucht, zu ihnen zu gehören, von ihnen akzeptiert zu sein. Solange ich auf dem Schiff blieb, war ich in ihrer Atmosphäre, fühlte diese Geschlossenheit und dieses Zusammengehören der beiden und dieses gemeinsame Sich-einer-Sache-Hingeben.

Langsam erwachte ich, aber ich versuchte, das Erwachen noch hinauszuzögern. Eine tiefe Trauer erfasste mich: Die beiden würden auch getrennt werden, sie würden auch keine Einheit bleiben können. Und dann gelang es mir wieder, die Atmosphäre dieses Einsseins zurückzuholen … Die beiden wirkten nicht wie Menschen, sie wirkten wie Mensch gewordene Götter.«

Dieser Traum wurde von einem achtundzwanzigjährigen Mann geträumt, der am Abend zuvor eine Frau kennengelernt hatte, die ihn sehr faszinierte. Er hatte einen Teil der Nacht damit zugebracht, Beziehungsphantasien mit dieser Frau zu gestalten: Er stellte sich vor, wie er sie das nächste Mal treffen, was er ihr sagen wollte. Er stellte sie sich auch visuell vor, versuchte, ihr Bild aus dem Gedächtnis zurückzuholen. Er sah sich mit ihr in verschiedenen Situationen als Paar, versuchte, sich Gespräche zwischen ihnen auszudenken, erfand Kosenamen für sie und dachte sich auch aus, welche Kosenamen sie für ihn erfinden könnte … Als er dann doch endlich schlief, hatte er den geschilderten Traum, der ihn tief bewegte und beschäftigte. Ganz besonders berührt war er von diesem Paar, das ihm so göttlich – und doch auch menschlich – vorkam. Was ihn aber besonders faszinierte, waren nicht nur die einzelnen Gestalten, die ihm beim Erwachen visuell gar nicht sehr präsent waren, sondern vielmehr das Zusammenspiel der beiden. Das kommt schon in seiner Beschreibung zum Ausdruck. Die »Einheit«, das »Einssein« der beiden, wie sie »gemeinsam sich einer Sache hingeben«, das sind die Worte, die er hervorhebt, als er das Traumerlebnis beschreibt. In seinen Assoziationen sagt er immer wieder: »Ich hatte ein Gefühl von Ganzsein, deshalb wollte ich auch nicht erwachen, das ist ›Ganzheit‹, und das ist auch ›Geheimnis‹. Dieses Paar bedeutet für mich ein faszinierendes Geheimnis, es hat die Möglichkeit, mir etwas ganz Neues in meinem Leben zu zeigen; ich kann etwas Neues erfahren, das geht weit über das hinaus, was ich bis jetzt erlebt habe.«

Dass er mit dem Paar etwas ganz Neues erfahren kann, ist in dem Bild der Überfahrt über den Fluss, zu einem neuen Ufer, bereits ausgedrückt. Ebenso sehr ist aber im emotionellen Fasziniertsein durch dieses Paar – das ihn dazu bringt zu sagen, es seien Götter, zu den Menschen herabgestiegen – eine Qualität des Transzendierens, des Überschreitens der alltäglichen Lebensqualität angedeutet.

Das Paar erinnert ihn nicht an seine Phantasien, die er während der Nacht, bevor er den Traum träumte, ausgesponnen hatte: Die Fährfrau habe der Frau, die ihn am Tag zuvor so fasziniert hatte, nicht geglichen, wenigstens könne er das nicht behaupten. Er würde schon gerne wie der junge Mann in dem Traum sein, der auch weise gewesen sei und auf ihn den Eindruck gemacht habe, als ob ihm in jeder Situation etwas einfalle. Aber er sei nicht etwa so ein überaus tüchtiger Typ gewesen, wie man ihn im Alltag oft treffe, eher ein meditativer, aber auch ein pfiffiger Mann, einfach ein sehr lebendiger.

So lebendig fühle er sich auch, seit er diese Frau kenne, und so, wie die beiden miteinander sich auf ihre Aufgabe konzentriert hätten, so wolle auch er eine Beziehung leben können, das sei sein Ideal. Aber die beiden im Traum seien so ganz und gar außergewöhnliche Menschen gewesen, wenn man sie überhaupt als Menschen bezeichnen könne, und er selbst sei doch nicht so außergewöhnlich, sie stellten wohl wieder eines seiner hohen Ideale dar.

Auch beschäftigte den Träumer sehr, dass er im Traum aus einer Gegend wegging, die ihm vertraut war, in der er sich »beheimatet« fühlte. Die aufbrechende Liebe wird im Traum auch als das Verlassen der Landschaft seiner Jugend dargestellt. Der Traum zeigt weiter, wie sehr er sich zunächst allein fühlt, wie dieser Aufbruch nicht nur Freiheit bringt, sondern auch Ungeborgenheit, dass er mit Angst verbunden ist, vor allem auch mit der Angst, in der neuen Umgebung nicht mehr genug beachtet zu werden. Diese Traumszenen können natürlich auch so verstanden werden, dass alle Personen, die im Traum auftreten, als Persönlichkeitsanteile des Träumers aufgefasst werden: dass also die brutalen Männer – oder die vermeintlich brutalen Männer – brutale männliche Aspekte von ihm selbst wären, die in dieser Situation der Unsicherheit, die der Aufbruch bedeutet, sich zeigen. Er hat beispielsweise Angst, in einer sehr ausgesetzten Situation auch brutal werden zu können. Aber er bleibt in dem Traum nicht beim ängstigenden Aspekt stehen: Er folgt im Traum einem Fluss, den er sehr gut kennt und bei dem er auch weiß, wo sich die Brücken befinden. Doch als er an die Stelle des Flusses kommt, wo man ihn überqueren kann, gibt es hier – im Unterschied zur Realität – keine Brücke mehr. Der Heimatfluss hat sich verändert. Statt der Brücken gibt es ein »Fährpaar«. Dieses Paar setzt ihn ans andere Ufer über – zu neuen Möglichkeiten.

Dieser Traum ist wohl ausgelöst durch die Verliebtheit, die am Vortag in ihm aufgebrochen war, und durch die lebhaften Phantasien, die sich daran anschließend entwickelt haben: Seine Phantasien sind typisch für den Zustand des Verliebtseins, in diesem Zustand sind sie wohl auch am lebendigsten, am farbigsten, der Verliebte ist schöpferisch. Aber nicht nur im Zustand des Verliebtseins haben wir Beziehungsphantasien: wir phantasieren ständig um unsere Beziehungen. Die meisten Romane haben mit Beziehungsphantasien des Autors zu tun, und aus der Literatur wird auch ersichtlich, dass der gleiche Autor viele verschiedene Beziehungsphantasien haben kann.

Auch unser Träumer hatte verschiedene Beziehungsphantasien, spielte sie gleichsam durch und versuchte wohl herauszufinden, welche von ihnen ihm am meisten Freude machten, wohl auch, welche ihn am meisten als Person erfassten, erfand er doch Kosenamen, die die Frau für ihn erfinden sollte, verwarf sie wieder usw.

Es ist typisch für Beziehungsphantasien, dass wir nicht nur den Partner oder einen möglichen erwünschten Partner phantasieren, sondern dass wir mehr oder weniger bewusst auch uns selbst als eine Figur dieser Beziehungsgeschichte sehen. Wir sehen uns auch so, wie wir für diesen geliebten Menschen sein möchten, sein könnten.

Der Träumer drückt das aus, wenn er sagt, er möchte schon so sein wie der junge Mann, meditativ, pfiffig, lebendig. Und indem er sagt, dass er sich so lebendig fühle, seit er diese Frau kenne, drückt er aus, dass in der Faszination durch diese Frau eine lebendige, pfiffige, aber auch weise Seite in ihm zum Leben drängt.

Diese Frau könnte seine pfiffige, lebendige Seite aus ihm herauslieben. Das scheint mir ein außerordentlich wichtiger Aspekt einer Beziehung zu sein: Jeder Mensch, der uns fasziniert, liebt etwas aus uns heraus, spricht etwas in unserer Psyche an, was dann ins Leben hereingeholt werden kann. Was einmal angesprochen worden ist, verändert unser Leben und uns selbst. Auch wenn wir uns von einem Menschen trennen, bleibt das, was er aus uns herausgeliebt hat, was er in uns angesprochen und damit auch ins Gespräch gebracht hat, etwas, was uns nicht mehr verloren gehen kann, was zu unserer Lebensgeschichte gehört, was uns neue Aspekte von uns selbst erfahrbar und erlebbar gemacht hat. Wenn wir uns das bewusst machen, verlieren wir mit Beziehungen, die sich lösen, nicht immer auch uns selbst.

Das gilt natürlich nicht nur von Liebesbeziehungen. In den Liebesbeziehungen werden diese Aspekte nur ganz besonders sichtbar und erlebbar. Doch was am Ausnahmefall, was an einer Grenzsituation menschlichen Erlebens – und das ist die Liebe – sichtbar wird, kann, wenn unser Erleben und unsere Sehweise dadurch geschärft worden sind, sich auch in weniger dramatischen Beziehungen zeigen.

Man könnte jetzt meinen, dass der Träumer eh schon ein pfiffiger Mensch gewesen sein wird. Dem ist aber nicht so: Er ist eher ein etwas langsamer, bedächtiger Mann, der es gerne hat, wenn alles in den vorbestimmten Bahnen abläuft, dem eine gewisse Beweglichkeit abgeht. Er war darum selbst sehr erstaunt darüber, dass er dazu fähig war, sich so »gewagte« Phantasien über sich und seine mögliche Partnerin zu machen.

Sowohl in seinen Beziehungsphantasien als auch in seinem Traum wird klar, dass es nicht nur darum geht, sich selbst in seiner erwünschten Gestalt und den geliebten Menschen in seiner ersehnten Gestalt zu sehen – darum geht es auch –, sondern es geht vor allem darum, dass wir die Art der Beziehung phantasieren, die natürlich auch etwas mit der besonderen Art der beiden Partner zu tun hat.

In der wachen Phantasie sind dem Träumer die Kosenamen wichtig. Dabei geht es nicht nur um den Geborgenheitsaspekt, sondern auch darum, dass Kosenamen ja neue Namen sind, die die Geliebten einander geben, also auch um Aspekte der Beziehungsphantasie zu einem ganz speziellen Menschen: Sie wird zum Beispiel zu einem »Herzkäferli«, er zu einem »Brummerli«. Kosenamen sind Ausdruck für eine ganz bestimmte Beziehung, meist auch für eine ganz bestimmte Zeitspanne einer Beziehung, und wenn ein Paar zu einem späteren Zeitpunkt auf einen früheren Kosenamen zurückgreift, dann greifen die beiden auch auf eine Beziehungsphantasie zurück, die ihrer Partnerschaft einmal zugrunde gelegen hat. Mit diesem Zurückgreifen tauchen sie dann auch in viele Erinnerungen ein, und viele Erlebnisse werden wieder lebendig, die sie damals miteinander verbunden hatten. Kosenamen sind aber auch Ausdruck dafür, dass in der Beziehung beide sich ein Stück weit verändern, Seiten in ihnen lebendig werden, die eigentlich nur im Zusammenhang mit dem Partner ihre Bedeutung haben.[2]

Im Traum stand vor allem das Einssein der beiden miteinander im Vordergrund, das sich auch darin zeigte, dass sie keine Gesten brauchten, um dieses Einssein darzustellen, und dass sie miteinander auf ihre Aufgabe bezogen waren. Das ist offenbar ein Beziehungswunsch des Träumers: mit einer Partnerin zusammen hingebungsvoll – und doch auch pfiffig – eine Aufgabe angehen zu können.

Fassen wir dieses Traum-Paar symbolisch auf, als ein Paar, das sich in der Seele des Träumers konstelliert hat, also Lebensmöglichkeiten von ihm ausdrückt, dann verkörpern sie, dass er ganz hingebungsvoll, mit dem Gefühl des Ganzseins – und das ist ein Gefühl des Geglückt-Seins –, sein Leben weiterführen kann. In der Situation des Verliebtseins aber werden wir in diesem Bild viel eher eine Beziehungsphantasie sehen: So möchte er die Beziehung mit einer Frau leben können. Er selber sagt nachher, das stelle sein »Ideal«

dar. Der Träumer ist ein Mensch mit vielen Idealen und ist sich selber gegenüber schon etwas misstrauisch, wenn wieder etwas so ganz und gar ideal erscheint.

Beziehungsphantasien meinen aber das Ideale, und der geliebte Partner wird idealisiert, sonst wäre er eben nicht der geliebte Partner. Und nicht nur der geliebte Partner wird idealisiert, auch man selbst wird – als Teil der Beziehungsphantasie zu diesem Partner – immer auch ein Stück weit mit idealisiert.

Dostojewski hat das sinngemäß so ausgedrückt: Einen Menschen lieben heiße, ihn so zu sehen, wie Gott ihn gemeint haben könnte. Diesen Ausspruch kann man dahin ergänzen, dass wir, wenn wir geliebt werden, uns manchmal auch so erleben, wie Gott uns gemeint haben könnte. Das liegt wohl im Wesen der Liebe. Vielleicht entsteht Liebe nur dann, bricht Liebe nur dann auf, wenn wir in einen geliebten Menschen seine besten Möglichkeiten hineinsehen und diese aus ihm herauslieben können, Möglichkeiten, die ihn über die Enge des bisherigen Gewordenseins hinaustragen, die sein Leben für etwas öffnen, was er nicht für möglich gehalten hat. Und indem wir die besten Möglichkeiten in einen geliebten Menschen hineinsehen – oder vielleicht besser: aus ihm heraussehen –, gewinnen wir als die Liebenden Teil an ihm, und es werden auch in uns Aspekte wach, die über das hinausgehen, was wir geworden sind, worauf wir uns festgelegt haben.

Was wir in einem geliebten Menschen sehen, mag ein »fundiertes Wunschbild seiner selbst«[3] sein, das eben der Phantasie eines liebenden Menschen bedarf, um es ins alltägliche Leben zu inkarnieren; es mag aber zunächst auch nur ein Wunschbild des Liebenden sein. Allerdings wird dann die Ernüchterung recht schnell folgen, die Enttäuschung sich einstellen. Aber es ist wohl doch das Geheimnis der Liebe, dass da ein Mensch plötzlich die Phantasie und den Mut aufbringt, in einem anderen Menschen etwas zu sehen, das dieser selber vielleicht ahnt, aber noch nicht kennt und worauf er sich nie einlassen könnte, würde es ihm nicht von außen liebend nahegebracht.

In den Beziehungsphantasien projizieren wir nicht nur das, was uns selbst fehlt und was uns aus unserer eigenen Psyche am anderen entgegenwächst, in den anderen hinein; der geliebte Mensch ist nicht einfach ein Spiegel, an dem wir zu uns selbst kommen können. In der Liebe sehen wir vielmehr die besten Möglichkeiten in einen Partner hinein und geben ihm durch unsere Liebe auch das Gefühl, dass er sie verwirklichen kann. Und wenn wir wirklich lieben, werden wir ihm auch verzeihen, wenn er in der Realisation seiner besten Möglichkeiten weit hinter ihnen zurückbleibt. Wir werden vielleicht gerade dadurch, dass wir uns später noch an die Gesten der aufbrechenden Liebe erinnern, auch immer wieder daran denken, dass wir solche schöpferischen Phantasien, solche erwartungsvollen Gefühle mit diesem Menschen verbunden haben und dass die Möglichkeit, sie zu realisieren, so lange besteht, wie wir sie in unserer Phantasie aufrechterhalten.

Das ist gewiss nicht als ein imaginativer Gewaltakt zu verstehen. Es ist ein Aspekt der Liebe selbst, dass sie im geliebten Menschen viele Möglichkeiten sieht, die dem, der nicht liebt, verborgen bleiben. Das mag von außen als die »Blindheit« der Liebe erscheinen, von innen ist es die Sehergabe, die Chance der Liebe. Auch dieser Aspekt ist im Traum angedeutet.

Der Träumer träumt, nachdem er schon viel phantasiert hat, diesen Traum. Der Traum hat also seinen Beziehungsphantasien etwas beizufügen. Und zwar gerade diesen »idealen« Aspekt, wie der Träumer ihn nannte, oder aber auch, wenn wir näher am Traumtext bleiben, den Aspekt eines »göttlichen« Paares, das für den Träumer aber in Menschengestalt erscheint, sodass er nicht eine zu große Distanz zwischen ihm und sich empfindet.

Der Traum selbst regt diese ideale Sicht der Beziehung an, zeigt, dass in all den Phantasien, die mit dem alltäglichen liebevollen Umgehen miteinander zu tun haben, etwas in ihm mit betroffen ist, das er »göttlich« nennt, das weit über Menschliches hinausgeht und doch Mensch werden kann. Ideal, gewiss – aber Ausdruck dafür, dass, wenn wir lieben, diese idealen Aspekte des Menschlichen mitberührt sind und dass Eigenschaften, die wir den Göttern zuschreiben, die uns also meistens unerreichbar bleiben, hier zumindest als Phantasie, als Utopie in den Bereich des Lebbaren rücken. Damit werten sie den Träger dieser Bilder in seinem Selbstwert ungemein auf und geben ihm eine ungeheure Anregung zur Selbstverwirklichung, gerade auch zur Realisierung dieser zutiefst verschwiegenen Bilder von sich selbst. Auch wenn solche Bilder im realen Leben wohl nie ganz eingelöst werden können, als Utopie, als Anreiz zur Entwicklung stehen sie hinter jeder Liebe. Hinter jeder Paarbeziehung stehen Beziehungsphantasien, die wir als ideal erleben und die wir dementsprechend auch in den Mythen von den Beziehungen der Götter widergespiegelt finden. In solchen idealen Paarbeziehungen stellten sich die Menschen eben zumindest die Götter vor. In der Auseinandersetzung zwischen diesem Ideal und dem Lebbaren spielt sich dann das gelebte Leben ab, und dabei verändern sich auch die Beziehungsphantasien …

Dabei geht es auch um den Versuch, männliche und weibliche Aspekte der eigenen Psyche zu integrieren, was wiederum auf die Art und Weise, wie Frauen und Männer miteinander umgehen, großen Einfluss hat.

Noch einen weiteren Aspekt des Traums möchte ich beleuchten: Der Träumer spricht verschiedentlich davon, dass von diesem Fährleutepaar für ihn ein Gefühl des Einsseins ausgeht, und in seinen Anmerkungen zum Traum spricht er dann auch von einem Gefühl von Ganzheit. Das ist ein weiterer wesentlicher Aspekt der Beziehungsphantasien: Wenn solch ein Paar für uns erlebbar wird und solche Ganzheitsgefühle in uns auslöst, sei das in einer Phantasie, einer Imagination, in einem Traum oder ausgehend von einer ganz realen Beziehungssituation – wobei es auch eine Beziehung zu einem gleichgeschlechtlichen Menschen sein kann –, dann fühlen auch wir uns »ganz«, dann fühlen wir uns identisch mit uns selbst, fühlen, dass wir – einen Entwicklungsprozess durchlaufend – stimmig im Leben stehen. Natürlich werden wir einen Partner suchen, der in uns dieses Gefühl der Ganzheit so oft wie möglich hervorrufen kann, denn nichts kann uns so sehr das Gefühl des guten Selbstwerts und damit auch einer guten Befindlichkeit geben wie dieses Erleben von Ganzheit. Nur, scheint mir, sind Partner nicht dazu da, einem diese Ganzheit zu erhalten; dass sie diese Bilder in uns anregen, diese Bilder überhaupt ins Leben hereinholen und uns auch zwingen, mit diesen Bildern umzugehen, sie zu inkarnieren, ist doch wohl schon genug.

Der Schluss des Traums ist davon beherrscht, dass der Träumer nicht erwachen will, weil sonst dieses Gefühl der Einheit, der Ganzheit verloren gehen könnte. Er spürt sehr deutlich, dass nicht nur die Einheit eine Realität ist, sondern auch die Trennung, und beim Aufwachen gelingt es ihm, Einssein und Trennung wechselweise zu erleben, also die Angst vor der Trennung auch immer wieder zu überwinden. Auch das ist eine Realität: Das Problem der Trennung muss in jeder Beziehungsphantasie mit gesehen werden; Menschen können nicht nur in Vereinigung leben, sie müssen auch immer wieder Einzelne sein. Und sosehr auch in der Liebe und in den Beziehungsphantasien, die zu ihr gehören, das Erlebnis des Getrenntseins aufgehoben ist und aufgehoben wird, ist das doch jeweils nur der eine Aspekt der Bezogenheit …

Unseren Beziehungen liegt immer eine Beziehungsphantasie zugrunde. Diese Beziehungsphantasien sind dann am lebendigsten, wenn wir verliebt sind; dann sind wir gepackt von diesen Phantasien, gestalten sie, leben in ihnen. Versuchen wir doch einmal, uns eine dieser Phantasien aus unserem Leben zurückzurufen, noch einmal zu sehen oder nachzuempfinden, wie wir damals unseren Partner oder unsere Partnerin gesehen haben – in einigen seiner oder ihrer mannigfaltigen Erscheinungsweisen –, und versuchen wir auch nachzuspüren, ob wir mit dem Bild des Geliebten oder der Geliebten nicht auch ein Bild von uns selbst verknüpft und in diesem Bild ausgedrückt haben, wer wir für diesen Partner gerne sein wollten.

Meine These ist: In meiner Beziehungsphantasie gestalte ich ein Paar, dessen einer Aspekt nicht einfach aus meinem Ich besteht, sondern ich phantasiere eine mir Ganzheit verheißende, beglückende, anregende, erregende Verbindung von Frau und Mann, ausgelöst durch einen Partner oder durch eine Partnerin. In der Phantasie zeigt sich nicht nur, was dieser Partner etwa für mich sein könnte, was ich in ihm/ihr sehe, sondern auch meine Vorstellung davon, was er/sie aus mir herausliebt, welche besten oder schlechtesten Züge er/sie in mir belebt.

In dieser Phantasie werden aber nicht nur zwei einzelne Wesen gestalthaft gegenwärtig, die Phantasie rankt sich im Wesentlichen um die Beziehung, die diese beiden miteinander haben, um ihren Umgangsstil, um die Freude und die

Befriedigung, die daraus entstehen, um die Ängste, mit denen umgegangen werden muss.

Sowohl die Bilder der Partner als auch ihre Beziehungsform sind von vielen Aspekten abhängig: von der Elternbeziehung, von früheren Beziehungen, die ihnen Wohlbefinden gegeben haben, von gesellschaftlichen Normvorstellungen, wie sie etwa im Fernsehen oder im Kino gezeigt werden, aber auch von archetypischen Bildern und im Zusammenhang damit von der Sehnsucht, im Liebeserlebnis Ganzheit zu erleben, zu erfahren, dass immer wieder Getrenntes zu einer Einheit werden kann und wie wir in dieser Einheit über uns hinauswachsen. In einer Beziehungsphantasie ist aber auch die Sehnsucht nach der eigenen Ganzwerdung verborgen sowie die Hoffnung, das Getrenntsein vom Mitmenschen zu überwinden. Mit dieser archetypischen Ebene hängt auch zusammen, dass wir in der Liebe den Partner, aber auch uns selbst als Liebende so sehen, wie Gott uns gemeint haben könnte. Das ist das ungeheuer Stimulierende an der Liebe, dass sie uns in Beziehungsphantasien selber in neuem Licht zeigt – wie wir in der Liebe ja auch über uns hinauswachsen. Das Ernüchternde hängt natürlich auch damit zusammen: Wenn wir diese Bilder nicht mehr aufrechterhalten können und anfangen, einander aus Enttäuschung zu entwerten, dann erfolgt der Absturz. Wenn die Bilder der Öffnung und des Aufbruchs, wie sie der ersten Phase der Liebe entspringen, zu einem enttäuschten »So bist du wirklich – und nur so« werden, zu einem verengten Bild des Partners, wird der anfängliche Raum der Freiheit zu einem Gefängnis.

Ob zwei Menschen miteinander eine Beziehung eingehen, hängt wohl davon ab, ob ihre Beziehungsphantasien einander in etwa entsprechen. Wir gehen ja in der Realität so vor, dass wir immer wieder Aspekte einer Beziehungsphantasie zu realisieren versuchen und darauf achten, ob der Partner darauf eingehen kann oder nicht. Wenn er nicht oder zu wenig darauf eingehen kann, dann suchen wir einen anderen Partner; wenn er aber so darauf eingehen kann, dass er unsere Beziehungsphantasie mit seiner Phantasie noch bereichert, dann bekommen wir das Gefühl des Zusammenpassens, dann ereignet sich Liebe, dann ist auch Gelegenheit gegeben, dass wir miteinander Beziehungsräume gestalten können. Beziehungsräume sind die Räume, in denen die Liebe sich immer wieder ereignen, sich immer wieder neu entzünden kann.

Wenn wir aber lebendige Menschen sind, werden wir feststellen, dass diese Beziehungsphantasien sich im Laufe des Lebens immer wieder verändern, dass wir also, wenn wir lebendige Beziehungen haben wollen, auch diese Beziehungsphantasien immer wieder miteinander teilen müssen, nicht, indem wir sie als Vorwürfe gegeneinander wenden, sondern sie als Sehnsüchte nach neuem gemeinsamem Leben formulieren, als Wegmarken einer gemeinsamen Beziehung betrachten. Krisen und Probleme gibt es dann, wenn wir feststellen, dass eine neue Beziehungsphantasie vom Partner nicht oder noch nicht geteilt werden kann, oder wenn wir uns unserer neuen Sehnsüchte noch nicht bewusst sind.

Die bezogene Existenz

Beziehungsphantasien sind in der Beziehung von Liebenden am farbigsten und darum am leichtesten zu erkennen. Liebende überlassen sich freudig diesen Phantasien und werden dadurch bis in die Tiefe ihrer Persönlichkeit erfasst und umgestaltet. Sie geraten innerlich in Bewegung, und das kann Freude, aber auch Angst auslösen. Paarphantasien drücken gerade auch in gelebten Partnerschaften – die ausgesprochenen und vor allem die unausgesprochenen Sehnsüchte aus, die mit der Beziehung verbunden sind. Wenn wir eine Veränderung der Beziehungsphantasien zulassen, spricht sich in ihnen auch die Sehnsucht nach einer immer wieder lebendigen Beziehung aus, die sich verändern kann, muss und darf, so wie das Leben sich immer verändert. Das »Abschiedliche« unserer Existenz zeigt sich in der Notwendigkeit zu jeweils neuen Beziehungsphantasien, in neuen Beziehungssehnsüchten, die, wenn man gut gewählt hat, durchaus vom alten Partner auch geteilt werden können. Neue Beziehungsphantasien haben heißt aber immer auch, Abschied zu nehmen von alten Beziehungsmustern …

Beziehungsphantasien in ihren sich immer wieder verändernden Bildern haben aber nicht nur ihren Platz in Liebesbeziehungen. Wir entwickeln diese Phantasien in allen möglichen Beziehungen und auf alle möglichen Partner hin. Gerade Menschen, die in keiner Liebesbeziehung stehen, können sehr intensive Beziehungsphantasien pflegen. Die Sehnsucht nach Liebe kann diesen Beziehungsphantasien eine sehr große Intensität verleihen und den Phantasierenden mit Gefühlen des Ganzseins und der Liebe erfüllen. Nicht nur ein lebendiger Partner regt uns an, eine Beziehungsphantasie zu schaffen und dadurch ihn in seinen besten Lebensmöglichkeiten und in Beziehung zu ihm auch uns selbst in einer neuen Sicht zu sehen. Auch Begegnungen mit Traumfiguren können ähnliche Prozesse auslösen, ebenso Begegnungen mit Gestalten der Literatur und in Filmen, die uns beeindrucken. Es ist dann, als ob wir darauf gewartet hätten, dass jemand oder etwas uns auf eine neue Lebensmöglichkeit hin anspricht.

Wir alle haben zu gleicher Zeit viele Beziehungsmöglichkeiten, wenn wir uns darauf ansprechen lassen, sind also vielfältig bezogen auf Menschen, Anregungen, Dinge, die uns aus der Welt entgegenkommen, uns anregen, also etwas in uns in Bewegung bringen; und das hat letztlich mit unserer Individuation, mit unserem Selbstwerdeprozess zu tun. Denn nicht alles kann uns gleichermaßen anregen, wir müssen vielmehr ansprechbar sein und unsere Ansprechbarkeit auch wahrnehmen, um sie in unserer Phantasie auszugestalten.

Beziehungsphantasien haben die Funktion, uns mit dem Anruf der Welt im weitesten Sinne und unserer Antwort darauf in Beziehung zu setzen, und indem wir sie gestalten, gestalten wir Möglichkeiten unserer Persönlichkeit, die erst in dieser Bezogenheit wirklich ins Leben treten können. Letztlich geben wir in Beziehungsphantasien unseren tiefsten Sehnsüchten nach Überwindung des Getrenntseins vom anderen Menschen, von der Welt, damit aber auch unseren tiefsten Sehnsüchten nach immer größer werdender Ganzheit Gestalt. Wenn unsere Beziehungsphantasien vom Partner nicht geteilt werden, erleben wir, dass diesem Streben nach Ganzheit, nach tiefster Verbundenheit immer auch Grenzen gesetzt sind und Trennung ebenso fundamental ist, was die Sehnsucht nach Verbundenheit gerade wieder vorantreibt.

Beziehungsphantasien können uns, ohne dass sie auf eine konkrete Person bezogen wären, ein Gefühl von großer Ganzheit geben oder Ausdruck einer suchenden Sehnsucht nach etwas in uns sein, das größere Ganzheit verspricht.

Die Liebe ist es, die diesen Beziehungsphantasien sozusagen Flügel verleiht, selbst aber auch wieder von diesen Beziehungsphantasien genährt wird. Es ist dann schwer auszumachen – und wohl auch nicht nötig, es zu wissen –, ob die Beziehungsphantasie oder die in ihr sich auszeugende

Liebe es bewirkt, dass wir ein neues Lebensgefühl der Daseinsfülle, der Hoffnung, der Schöpfungswonne erleben, verbunden mit dem Gefühl des Beheimatet-Seins, aber auch der Ahnung, alles Alltägliche transzendieren zu können, ja Transzendenz in der Liebe zu erleben. Dann, als so Liebender, wagt der Mensch sich ganz, verausgabt er sich in dem Gefühl, geben zu können, sich geben zu können; das aber wiederum belebt die Beziehungsphantasie, steigert die Liebe.

Dieses Lebensgefühl kann sich auch der Welt des Alltäglichen, des Widerständigen verbinden, sei es, dass wir, wissend um diesen Aspekt, das Widerständige – das, was sich uns ständig hemmend entgegenstellt – als *einen* Aspekt der menschlichen Existenz verstehen und nicht als das *Ganze* der menschlichen Existenz, sei es, dass wir liebevoller auch mit dem Widerständigen umgehen können und es dadurch auch verwandeln.

Wir haben Teil an der Liebe, und wir haben Teil an der Welt des Alltäglichen. Damit meine ich nicht, dass Liebe primär ein Gefühl ist, das zwischen den Menschen ist. Liebe ist primär *ein Gefühl von mir,* von dem ich erfasst bin, das in mir aufbricht; es sucht aber immer zugleich eine Verbindung zu einem Du, sei es ein Liebespartner, eine Sache, die Natur, Gott. Ich halte Liebe für das Gefühl, das Getrenntes lustvoll vereint und doch weiß, dass wir letztlich Einzelne bleiben müssen. Liebe schafft Beziehung, aber es gibt auch Beziehungen, in denen sich kaum Liebe ereignet. Liebe hat immer auch einen Aspekt des Unvorhersagbaren, auch der Gnade. Beziehung, Bezogenheit ist viel nüchterner, sehr viel mehr von meinem Entschluss abhängig. In Beziehung zu treten kann aber der erste Schritt dahin sein, dass Liebe aufkeimen kann. Denn in Beziehung treten meint, sich einem andern öffnen, sich auch von einem Du her ansprechen, verstehen lassen, mit einem Du etwas teilen, auch im Sinne des Mit-Teilens und des Teilnehmens am andern. Sich von einem Du ansprechen lassen, teilen, sich öffnen, teilnehmen aneinander sind Aspekte der Liebe, ohne schon das Wesen der Liebe auszumachen.

Mit diesem Sich-ansprechen-Lassen beginnen aber die Beziehungsphantasien, eine Beziehungswirklichkeit zu erschaffen; sich immer wieder neu ansprechen zu lassen, auch durch einen »alten« Partner in einer bestehenden Beziehung, das macht immer wieder das Aufbrechen von Liebe möglich.

Dieses In-Beziehung-Treten, dem intrapsychisch das Aufbrechen von Beziehungsphantasien entspricht, braucht eine liebevolle Haltung. Liebe können wir nicht »machen«, aber um eine liebevolle Haltung können wir uns bemühen.

Dem Teilhaben an der Welt des Alltäglichen und an der Welt der Liebe entsprechen zwei Haltungen dem Leben gegenüber: die »Bewältigungshaltung«, wie ich sie nennen will, und die »liebevolle Haltung«. Im Idealfall vermischen sich diese beiden Haltungen, im schlechteren Fall gleiten wir in eine der beiden ab.

Für die liebevolle Haltung bekommt alles Seele, bekommt alles einen Wert in sich. Sie ist achtsam und darauf aus, alles, mit dem sie offen in Beziehung tritt, zu mehren, auszuweiten; in der liebevollen Haltung geben wir uns, wagen wir uns aus einer Position der Fülle, in der wir nicht horten müssen. Die liebevolle Haltung lässt den andern frei. Sie ist zärtlich in einem umfassenden Sinne. Ihre Gebärden sind das Umarmen und Wieder-Loslassen, das Streicheln – mit Worten, mit Händen, mit Augen usw. Ihre Imagination ist die Imagination des Wachsens, des Entfaltens ohne große Eingriffe. Die liebevolle Haltung ist nichts »Süßliches«, sie ist offen zum Emotionalen hin, der Wahrheit des Herzens verpflichtet und durchaus bereit, Unstimmigkeiten – auch aggressiv –

anzusprechen. Eine liebevolle Haltung darf nicht mit Harmonisierungstendenzen verwechselt werden. Die liebevolle Haltung meint das Du, der Harmonisierungstendenz geht es um das Ich.

Der »Bewältigungshaltung« geht es um das Erledigen des Anliegenden, darum, dass Aufwand und Ertrag einander zumindest die Waage halten oder aber der Ertrag größer ist. Es geht um Bewältigen und um Nutzen. Wo die liebevolle Haltung den andern freilässt, wird hier der andere oder das andere eingesetzt für meine Vorstellungen, es wird bemessen und nach der Angemessenheit gefragt, nicht nach Fülle. Gebärden der Bewältigungshaltung sind das Anpacken, das An-einen-richtigen-Platz-Räumen, das Stoßen und Zerren, das Erledigen. Ihre Imagination ist die Imagination der Ordnung, des Bewältigten, des Erledigten. Diese Bewältigungshaltung weiß, wie die Dinge sich verhalten müssen, wie das Du sich verhalten muss, aber nicht wie die liebevolle Haltung aus einem Sich-Einfühlen die Dinge wachsen lässt. Die Bewältigungshaltung kann in eine Haltung des reinen Manipulierens abgleiten.

Wenn wir wirklich Menschen sind, die, um einen Ausdruck von Ludwig Binswanger[4] zu gebrauchen, dem ich viel Anregung zum Thema verdanke, »in der Welt« und gleichzeitig auch »über die Welt hinaus« sind, werden wir immer Anteil haben an beiden Haltungen, wobei mir scheint, dass wir die liebevolle Haltung in ihrem Wert erst wieder so richtig schätzen lernen müssen. Ich behandle sie hier deshalb bevorzugt, ich möchte sie uns liebenswert machen.

Denn die liebevolle Haltung ist die Möglichkeit, nicht in Destruktivität und reine Manipulation abzugleiten. Sie würde uns wohl auch wieder Freude und damit Vitalität zurückbringen. Sie würde uns aber auch in die Welt der Beziehungsphantasien bringen und uns dazu führen, einander zu mehren, zu fördern, statt aneinander vorbeizugehen. Selbstverständlich ist die Bewältigungshaltung auch wichtig, auch in der schönsten Liebe muss Leben bewältigt werden, und viele Beziehungsphantasien werden recht schnell ernüchtert, wenn der Alltag zu krass zeigt, dass der Mensch, den man so herrlich, so beeindruckend gesehen hat, bei den einfachsten Tätigkeiten versagt.

Dennoch meine ich, dass das »Bewältigen« viel mehr geübt wird als das Liebevoll-Sein, dass eine »liebevolle Bewältigungshaltung« dem Leben gegenüber aber angemessen wäre, wenn wir unser volles Menschsein ausschöpfen wollten und damit in unseren Beziehungen erfüllter und sicherer würden.

Die Beziehungsphantasien stehen im Dienste der Bezogenheit zum Du, zur Welt, aber auch zur eigenen Tiefe. In ihnen drückt sich eine Dynamik des Lebens aus, die uns immer mehr zu uns selbst kommen lassen will – am Du, in der Bezogenheit auf ein Du, an der Welt.

Während man sich zum Sich-Öffnen, zum Teilen, Sich-einander-Mitteilen und auch zur liebevollen Haltung, also zur Beziehung und zur Bezogenheit entschließen kann, ist das Überschwingen zur Liebe etwas, das geschieht oder nicht geschieht. Man kann sich nur offen halten dafür – und soll es auch tun.

Umgang mit Emotion und Hemmung[5]

Der Mensch, der überstimuliert ist, ist weggetragen von seinen Emotionen, von Angst, von Wut, von Liebe, von irgendeiner Erregung, er ist überschwemmt, sein Ich-Bewusstsein kann die Emotion nicht fassen. Solche Krisen imponieren als »laute« Krisen und sind fast von jedermann als solche erkennbar. Diese Menschen müssen beruhigt werden, sie müssen ihre »Fassung« wieder finden. Das heißt, sie müssen wieder zu ihren gewohnten Abwehrmechanismen finden, jedoch ohne das Neue, das sich in der überschwemmenden Emotion ausdrückt und einem konstellierten Komplex entspricht, zu verdrängen. Es ist meistens sehr einfach, die auslösende Situation für diese Krise auszumachen; die Probleme, die sich dahinter verbergen, sind etwas schwieriger zu eruieren.

Beispiel für eine Überstimulierungskrise

Eine Frau bittet um eine Krisenintervention. Sie wisse nicht mehr aus noch ein. Sie kommt etwas »zerrauft« daher, man sieht ihr an, dass sie wenig geschlafen hat. Sie ist sehr gespannt und unruhig. Sie legt sofort los:

»Ich bin ganz durcheinander, und ich brauche jemanden, um wieder Boden unter die Füße zu bekommen. Ich glaube, es ist ganz richtig, was ich jetzt durchmache, auch wenn das Ganze sehr weh tut. Ich weiß auch nicht ein noch aus. Ich weiß nicht einmal, ob ich so sprechen kann, dass Sie es verstehen. Ich habe mich in einen Mann verliebt, so intensiv wie noch nie in meinem ganzen Leben. Ich bin 39, seit 15 Jahren verheiratet; ich habe überhaupt nicht gewusst, dass es das gibt: diesen Sturm von Gefühlen, diese Offenheit, diese Leidenschaft – ich glühe richtig. Ich bin Feuer und Flamme. Ich rede wie ein Teenager. Aber es ist halt so. Ich bin verrückt vor Sehnsucht, inspiriert, und ich verbrenne daran. Das Verrückte an der ganzen Sache ist, dass dieser Mann meine Liebe nicht will, sie nicht erwidert. Das tötet aber meine Liebe nicht, es macht sie verzweiflungsvoll, sehnsüchtig. In mir ist einfach etwas Neues aufgebrochen.

Ich weiß nicht, was ich tun soll und wie ich damit leben soll. Manchmal denke ich, ich bestürme diesen Mann, aber er hat mir sehr deutlich gesagt, dass er zwar freundliche Gefühle für mich habe, aber dass er die Intensität meiner Gefühle fürchte und dass er keine ähnlichen Gefühle spüre.

Sie beginnt zu weinen: »Das ist doch zum Verrücktwerden. Da bricht mit fast 40 Jahren die Liebe auf und dann ausgerechnet zu einem Menschen, der von mir nichts wissen will. Ich denke nur immer an diese Liebe, ich weiß nicht, was ich mit meinem Mann machen soll. Unsere Kinder finden, ich sei bekloppt, ich vergesse alles, halte nur mit Mühe die dringendsten Termine ein. (Die Frau arbeitet teilzeitlich in einem selbstständigen Beruf.) Langsam wird mir angst und bange, was aus meinem gut geordneten Leben werden soll. Dass ich so durcheinandergeraten könnte, das hätte ich nie gedacht.«

Nach diesem Erguss schaut sie mich erwartungsvoll an. Ich fühle mich überschwemmt, zugleich lebendig und interessiert. Ich hatte die Phantasie, dass da noch eine riesige Woge von Emotionen zu erwarten sei, fragte mich, was da wohl alles in Bewegung gerate. Ich sagte mir auch: notfalls könne ich sie immer noch zum Arzt schicken, damit sie eine Beruhigungsspritze bekommt. So entschloss ich mich, mich auf diese Kriseninterventionen einzulassen. Ich spürte mein Interesse an dieser Krise, aber auch meine leise Frage, ob diese Überstimulierung durch unser Gespräch und unsere Beziehung hinreichend gemildert werden könne. Die Frau ist von Emotionen überschwemmt, es geht darum, diese so zu kontrollieren, dass sie ihren belebenden Effekt behalten, den Ich-Komplex aber nicht bedrohen.

Ich sage: »Es kann schon Angst auslösen, wenn man eigentlich ein sehr geordnetes Leben führt und dann solche Emotionsstürme über einen hereinbrechen.«

Sie strahlt mich kurz an: »Ja, aber ich spüre mich so intensiv wie nie zuvor. Alles an mir und alles an meinem Leben kann jetzt umbrechen. Es macht mir aber auch Angst.«

Während ich ihre Angst ansprach, ihr bestätigte, dass sie offenbar und üblicherweise Konflikte und Emotionen unter Kontrolle halten könne, da sie ja sonst kaum ein so geordnetes Leben wie bisher gehabt hätte, drückte sie ihre Freude an diesen nie gekannten Emotionen aus. Das ist ein Hinweis darauf, dass sie an sich ein gut strukturiertes Ich hat, das fähig ist, diese neuen, wenn im Moment auch sehr chaotischen Emotionen ins Leben einzubeziehen. Auch ist sie fähig, die Krise gut zu beschreiben. Sie erlebt diese Krise als eine Überschwemmung durch etwas ganz Neues. Diese neuen Gefühle sind für sie etwas sehr Wichtiges; sie weiß es, sie weiß aber dennoch nicht ein und aus. Und hier sind Ängste verborgen, die sich bis jetzt noch nicht ganz enthüllt haben. Es wird jetzt schon deutlich, dass sie zwar ohne diese neuen Emotionen nicht leben will, dass diese neuen Emotionen aber große Probleme bringen werden.

Sie spricht dann länger darüber, dass sie sich einerseits freue an diesen Emotionen, über ihre Lebendigkeit, doch immer, wenn sie die Freude so richtig zulassen wolle, kämen wieder Gefühle der Angst auf. Es fallt bei diesem wörtlich wiedergegebenen Gespräch auf, dass sehr viel Wiederholungen vorkommen. Wenn wir von einer großen Emotion gepackt sind, wiederholen wir uns oft. Gerade diese Wiederholungen sind als »Struktur« zu sehen, in der die Emotion nach und nach »gefasst« wird, sodass die Emotion allmählich nicht mehr überschwemmend wirkt. Ein nächster Abschnitt aus dem Gespräch:

Sie: »Ja, ich dachte immer, ich sei eine sehr kontrollierte Frau.«

Ich: »Es ist besonders schwer, wenn man sich auf seine Kontrolliertheit verlässt, wenn dann plötzlich solche Gefühlsstürme losbrechen.«

Sie: »Aber auch besonders schön. Insgeheim dachte ich immer, mir fehle eine Qualität des Lebens. Es ist so doppelt: Ich mag diese Leidenschaft, aber die kann mir ganz schön teuer zu stehen kommen.«

Ich: »Woran denken Sie?«

Sie: »Wenn die sich immer falsche Männer zum Ziel wählt, das zehrt am Selbstwert. Wenn ich einen treffe, der meine Gefühle erwidert, dann ist meine Familie in Gefahr.«

Ich: »Sie haben Angst, gedemütigt zu werden, und Sie haben Angst um Ihre Ehe. Sie haben Angst, diese leidenschaftlichen Gefühle wieder zu verlieren, und Sie haben auch Angst, sie in Ihrem Leben zuzulassen.«

Sie: »Wissen Sie, das ist so schmerzlich: Wenn ein Mensch eine solche Liebe auslösen kann in einem und dann einen nicht haben will. Das ist demütigend, einfach unerhört demütigend. Ich habe mir natürlich gesagt, dass er einfach ein Angsthase sei, ein Pantoffelheld, einer, der Angst hat vor Gefühlen. Aber ich finde ihn doch auch ganz toll, ich kann ihn nicht so entwerten. Also entwerte ich mich. Ich habe irgendeinen falsch programmierten Instinkt. Die Liebe wird nur noch drängender dadurch, dass er mich nicht haben will. Wir haben miteinander an einem sozialen Projekt gearbeitet, da haben wir uns kennen- und auch schätzen gelernt. Wir sind da beide sehr engagiert. Vor einer Woche hat er mir davon erzählt, dass er so engagiert sei, weil er als Knabe so sehr unter den Problemen in seiner Familie gelitten habe, die wir in unserem Projekt zu lindern versuchen. Und da sprang der Funke. Ich habe aber vorher schon von ihm geträumt. Und als ich ihm meine Liebe gestand, da ist er irgendwie innerlich erstarrt.

Er wollte mich auf keinen Fall verletzen, aber er hat mich sehr deutlich zurückgewiesen.«

Ich: »Er hat Ihre Gefühle, Ihre leidenschaftlichen Seiten geweckt, will sie aber nicht auf sich beziehen.«

Sie: »Vielleicht genügt es, dass er sie geweckt hat.«

Ich: »Können Sie das so sehen?«

Sie: »Nicht gern, aber ich kann schon, muss wohl fast.«

Hier bringt die Frau einen schöpferischen Einfall ein. Sie kommt davon ab, dass sie diesen Mann unbedingt haben oder dass sie sich gedemütigt fühlen muss. Sie kommt auf die Idee, dass es vielleicht genügt, dass dieser Mann ihre Gefühle geweckt hat. Durch das Gespräch wurde sie etwas angstfreier, und kaum hat sie etwas weniger Angst, kann sie kreativ werden. Angst blockiert unsere kreativen Prozesse.

Sie fährt dann fort: »Mir fällt halt immer ein, dass ich zu meinem Mann diese Gefühle nicht habe und dass er nie diese Gefühle in mir geweckt hat. Wir haben eine gute Beziehung miteinander. Er ist sehr zuverlässig und besonnen und liebevoll zu mir und zu den Kindern. Aber, da ist keine Ekstase des Gefühls, kein Überschwang. Er ist eigentlich immer eher wie ein Vater zu mir gewesen, und ich habe mich gut gefühlt dabei. Sonderbar, das ist mir bis jetzt nicht eingefallen, aber es ist so. In einer Beziehung zu diesem Mann, in den ich so verliebt bin, müsste ich selber viel mehr bringen als bei meinem Mann. Der würde auch viel mehr Initiative und Anregung von mir erwarten, viel mehr mittragen, aber ich phantasiere mir, dass es da auch weniger geordnet, chaotischer vielleicht sogar, zuginge. Aber wenn ich an seine Angst denke angesichts meiner Gefühle – das reime ich mir alles da bloß so zusammen.«

Ich deute ihr, dass der Sinn dieses Liebessturmes einmal dies sein könnte, dass sie sich als gefühlvoller und liebevoller, mehr als leidenschaftliche Sehnsüchtige erlebe als je zuvor, dass dieser Sturm aber auch zeige, dass in der Beziehung zu ihrem Mann von ihr aus eine Änderung eintreten müsste: in dem Sinne ihrer Phantasien zu jenem Mann, der ihre Gefühle ausgelöst habe. Ich deute ihr also ihre Krise als eine mögliche Bereicherung ihres Lebens und als Anreiz zu Entwicklungsmöglichkeiten in der Beziehung; ich spreche damit das Entwicklungsthema hinter dem Auslöser an.

Darauf fragte sie sich dann, ob diese Krise nicht eher ein Zeichen dafür sei, dass sie und ihr Mann sich ein halbes Leben lang etwas vorgemacht hätten. Ich erkläre ihr, dass das durchaus möglich sei, dass aber auch die Sehnsüchte nach dem, was in den Beziehungen gelebt werden möchte und sollte, sich im Laufe des Lebens immer einmal wieder veränderten. Diese Veränderungen seien auch eine Art von Reifungskrisen. Es sei selten, dass diese neuen Beziehungssehnsüchte bei beiden Partnern gleichzeitig aufbrächen; das bringe dann zunächst die ganze Beziehung in eine Krise, und entweder wandle sie sich, oder sie zerbreche daran[8]. Ich würde ihre Verliebtheit, das Aufbrechen dieser stürmischen Emotionen als ein Zeichen dafür sehen, dass sie jetzt im Laufe ihres Lebens psychisch so stark geworden sei, dass sie die jetzt aufgebrochenen Emotionen und die damit verbundenen Komplikationen auch aushalten könne. Ich könnte aber auch gut verstehen, wenn sie es vorzöge, ihr Eheproblem auszuklammern und damit die Krise zu vermeiden.

Ich versuchte ihr also ihr Problem zu interpretieren, deutete Entwicklungsmöglichkeiten an, sprach sie auf die Stärke an, die sie durchaus zu haben schien, sprach aber auch davon, dass es auch möglich wäre, gleichsam die Flucht anzutreten, die Krise in der Ehe vorläufig zu vermeiden und damit indirekt auch eine begründete Angst.

Darauf wendet sie ein: »Aber dann gebe ich uns überhaupt keine Chance. Warum soll sich mein Mann nicht auch wandeln können, vielleicht hat er auch andere Sehnsüchte noch!«

Dadurch dass ich ihr sozusagen »erlaubt« habe, die Krise auch durch Abwehr, durch Flucht zu bewältigen, konnte sie die sich in ihrer Ehe erst anbahnende Krise als eine sinnvolle ins Auge fassen, den Gedanken daran zulassen und sogar auf eine Veränderung der Beziehung hoffen.

Sie fasste zusammen: »Ich glaube, ich kann jetzt wieder schlafen. Ich werde den Mann meiner Träume nicht bestürmen, auch wenn das sehr schwer sein wird. Mit der Demütigung kann ich umgehen. Ich werde diese Gefühlswelt wahrnehmen, vielleicht aufschreiben. Meine Ehe wird in eine Krise geraten; ich werde versuchen, meinem Mann meine Sehnsüchte zu vermitteln, und ihn nicht mehr als Vater zu missbrauchen. Meine Gefühle sind noch genauso chaotisch, aber ich habe richtige Perspektiven; ich glaube, mein Leben wird sich sehr verändern durch diese Krise.« Wir verabredeten ein nächstes Gespräch drei Tage später.

In dieser Krisenintervention ist es gelungen, die Wandlungsperspektiven der Krise ins Bewusstsein der »kriselnden« Frau zu rücken, ihr das von ihr selbst formulierte Gefühl zu verstärken, dass etwas Wichtiges mit ihr geschehen sei, ihr aber auch aufzuzeigen, dass ihre Angst ebenso berechtigt ist. Es geht ja darum, dass sie sich selbst mit ganz neuen Seiten annehmen muss – und das ist bestimmt nicht einfach bei einer habituell doch sehr kontrollierten Frau; zudem kommt dazu, dass sie sich in ihrer Liebe abgewiesen weiß und dass Beziehungsprobleme zu ihrem Mann aufgedeckt werden.

Im Grunde wurde bereits hier die Phase der Einsicht erreicht, indem für die betroffene Frau deutlich wurde und ebenso für mich, dass durch diese neue Emotion auch ein Licht auf ihre bisherige Beziehungsform zu ihrem Mann fällt, die sich offenbar verändern muss. Nicht nur die Beziehungsform muss sich aber verändern, sondern auch das Selbstbild dieser so sehr kontrollierten Frau wird durch den Gefühlssturm, der sie durchfährt, verändert werden.

Drei Tage später kam die Frau gelöster, ausgeruhter als das erste Mal. Sie sagte, sie komme jetzt besser zurecht. Sie sehe diese Verliebtheit auch nicht mehr einfach als pubertäre Krise, sondern als große Bereicherung an. Die Ehekrise andererseits bahne sich bereits an. Sie habe mit ihrem Mann über ihre neuen Gefühle gesprochen, auch über ihre neuen Beziehungssehnsüchte; sie habe sich ihm nicht verständlich machen können. Er habe darauf beharrt, dass sie bis jetzt doch ein gutes Leben gehabt hätten, und er sehe nicht ein, warum er etwas Gutes ändern solle. Die Frau sagte dann, sie habe gleich die Trennung erwogen, aber nun habe sie einen Traum gehabt, der vielleicht etwas dazu sage.

In Krisensituationen pflegen Menschen oft zu träumen, und zwar solche Träume, die meist präzise aus der Perspektive des Unbewussten die Krise beleuchten, die oft auch schöpferische Wandlungen aus der Krise heraus andeuten und intendieren. Nach meiner Erfahrung sind Träume in Krisensituationen relativ leicht zu verstehen. Ich bringe die Deutlichkeit und damit die leichte Verständlichkeit dieser Träume damit in Beziehung, dass die Abwehrmechanismen der Betroffenen in Krisensituationen weniger stark organisiert sind als sonst, dass der Ich-Komplex weniger kohärent ist als üblicherweise und dass zudem die Lebensdynamik nur in eine Richtung geht, nämlich in die Richtung der Krise. Der Traum:

»Ich habe ein Kind geboren und wundere mich, weil ich mich nicht an die Schwangerschaft erinnere. Es ist ein sehr süßes Mädchen; ich liebkose es so stürmisch, wie ein Neugeborenes das eben aushält. Mein Mann kommt ins Zimmer. Ich werde verlegen, weil ich nicht weiß, ob er der Vater dieses Kindes ist. Er sagt, es werde sich dann herausstellen, ob er der Vater dieses Kindes sein könne. Ich bin erleichtert. Mein Mann schaut aber das Kind nicht an, sondern macht sich an seinem Computer zu schaffen.«

Gefühlsmäßig, sagt die Träumerin, sei die Freude über dieses neugeborene Kind im Vordergrund gestanden. Sie versteht den Traum so, dass durch ihre Krise wirklich etwas Neues geworden ist (Geburt), die Schwierigkeiten wären aber auch nicht ausgeblendet. Der Mann interessiere sich im Moment für den Computer, nicht für das Kind. Ich weise sie darauf hin, dass er aber auch verhältnismäßig freundlich auf das Kind reagiere, das er nicht als das seine erkenne. Das wäre eine doch recht großzügige Art, die Situation zu handhaben, zudem noch, wenn er den Ausspruch tue: Es werde sich herausstellen, ob er der Vater sein könne. Er bitte eigentlich um Zeit und gehe wohl zunächst mit der Krise so um, dass er sich in seine Liebhabereien vergrabe. Darauf sagte sie, sie hätte halt gern eine schnelle Lösung; aber die war hier, so meine ich dem Traum zu entnehmen, noch nicht in Sicht.

Obwohl diese Krise die Frau in große Schwierigkeiten stürzte, das Gefühl ihrer Identität veränderte, Beziehungsphantasien aufbrachte, die zu leben mit dem langjährigen Partner schwierig waren, so hat sie doch einen ganz neuen emotionellen Erfahrungsbereich entbunden. Neue Impulse waren bereits schon länger da gewesen und hatten das gesamte Leben dieser Frau in die Krise hineinzuziehen vermocht. Sie war fähig, diese neuen Impulse aufzunehmen: Das brachte zusätzlich die Beziehung zu ihrem Mann in eine Wandlungskrise hinein. Nicht die Krise an sich ist kreativ. Das Vorhandensein von kreativen Impulsen, von Wandlungsaspekten, von neuen Verhaltensmöglichkeiten brachte hier die menschliche Existenz in die Krise, und zwar deshalb so plötzlich und dramatisch, weil diese Frau wohl diese Impulse lange Zeit abgewehrt hatte. Die Krise trat ein, als das Neue sich nicht mehr zurückdrängen ließ, die Wandlung von ihr Besitz ergriff und ihr sehr viele Schmerzen einbrachte. Krisenintervention meint in diesem Sinn auch, das Neue aufnehmen zu können, die Veränderungen des Lebens zu akzeptieren, das Neue ins gelebte Leben hineinzustellen versuchen, oft mit Folgekrisen im psychosozialen Bereich.

Auch wenn sich das Leben schöpferisch verändert, bedeutet das nicht, dass es einfacher zu leben ist, im Gegenteil. Es wird aber lebendiger.

Für diese Frau war es wesentlich, ihr Erlebnis mit einem Menschen zu teilen, der dieses Erlebnis – ohne zu werten – aufgenommen hat. Dadurch konnte sie die Veränderung auch annehmen, den erotischen Komplex, der sie zunächst nur überstimulierend bedrängte, in seinem Reichtum auch in ihr Leben einzubeziehen.

Archetypen[1]

Eine Auseinandersetzung mit dem Animus- und Animabegriff C.G. Jungs

Ich gehe davon aus, dass Anima und Animus Archetypen sind, die von Mann und Frau jeweils beide erlebt werden können. Dabei scheint mir gerade das Zusammenspiel Anima – Animus in jedem Menschen von großer Wichtigkeit und Bedeutung zu sein, sowohl für das Erleben der eigenen Identität als auch für die Beziehungsphantasien, die wesentlich Ausdruck dieses Zusammenspiels von Anima und Animus sind und die jeder Beziehung zugrunde liegen. Dieser meiner jetzigen Sicht ist eine lange Auseinandersetzung mit den Animus- und Animabegriffen von C. G. Jung vorangegangen, die ich hier skizzieren möchte.

Das große Verdienst von Jung ist es, dass er immer wieder betont, dass in jedem Manne auch »Weibliches« (Anima), in jeder Frau auch »Männliches« (Animus) mitleben will, dass, entsprechend der menschlichen Biologie, männliche und weibliche Hormone in verschiedenen Proportionen in männlichen und weiblichen Körpern vorkommen. Diese Einsicht hat Jung immer wieder vertreten und auch betont, dass es zur Ganzheit gehört, dass jeder Mensch Männliches und Weibliches leben soll gemäß den Proportionen, die in ihm angelegt sind. Insofern gab er mit diesem Konzept auch vielen Menschen die Möglichkeit, sich zu akzeptieren, wie sie waren, und nicht so, wie ein starres Rollendenken sie haben wollte. Dieses Gedankengut ist heute kollektiv wirksam; Rollenklischees werden in Frage gestellt, damit ist aber auch ein kollektiver Entwicklungsprozess in Gang gekommen, der die Veränderung unseres Zusammenlebens bewirkt, aber auch das Selbstverständnis von Familien verändert.

Die Idee, dass der Mann auch weibliche Züge haben darf, dass er sensibler, intuitiver werden soll, die Überzeugung, dass eine Frau auch autonom sein darf, zweckgerichtet denken kann und soll, ist heute verbreitetes Gedankengut und wird von vielen Menschen zu leben versucht.

Zu dieser kollektiven Bewusstseinsveränderung hat Jung sicher sehr viel beigetragen. Er wird dafür mit Recht gelobt, anderseits wird er aber auch gescholten, weil sein Konzept von Animus einerseits und Anima anderseits so ganz und gar nicht gleichwertig ist. Schon bei Jung ist unübersehbar, dass die »Anima« für ihn etwas sehr Wertvolles, Erstrebenswertes ist, der »Animus« hingegen oft eine Quelle des Ärgernisses; er ist das nicht nur, selbstverständlich, aber doch überwiegend. Und damit sind die Frauen, die ja »nur« einen Animus haben, wiederum in einer schlechteren Position als die Männer, wie schon eh und je seit Aristoteles.

Eine Theorie entwickelt sich nicht nur dadurch, dass Menschen an ihr bauen, sie umbauen; sie entwickelt sich auch durch den alltäglichen Gebrauch, die Jung'sche Animus-Anima-Theorie vor allem durch die Therapeuten. Dabei wird eine Theorie vereinfacht, manchmal verfälscht, aber in dieser Vereinfachung kommt oft eine Grundannahme schärfer zum Ausdruck als in der differenziert formulierten Theorie. Im analytischen Jargon ist die »Anima« zu etwas geworden, von der man meistens – außer es liege ein Fall von Anima-Besessenheit vor – mit Respekt, mit Ehrfurcht zu sprechen hat. Der Begriff »Animus« ist hingegen zu einer Möglichkeit geworden, die Leistung einer Frau abzuqualifizieren: »Sie hatte halt einen guten Animus«; damit meint man dann auch, dass sie dafür schon ganz viel Weibliches verloren hat. Beim Gebrauch des Wortes Animus schwingt leicht die Wertung »Das sollte nicht sein« mit. Mit der Bemerkung, dass eine Haltung, die eine Frau einnimmt, »animushaft« sei, kann man eine Frau, die sich in diesem Sprachspiel auskennt, zum Schweigen bringen, wenn sie nicht schon so viel Autonomie entwickelt hat, dass sie das Sprachspiel in Frage stellt, was dann natürlich auch wieder mit ihrem »Animus« zu tun hat. Das wirkt sich deshalb besonders fatal aus, weil gerade das Konzept des Animus der Frau die Möglichkeit gibt, auch männliche Eigenschaften zu leben, wie sie zu ihrem jeweiligen Menschsein gehören, dadurch aber autonomer zu werden.

Das ist ein Gesichtspunkt, der vor allem von Marie-Louise von Franz in die Diskussion geworfen wurde. Sie betont in ihren Schriften immer wieder den positiven Aspekt des Animus, ohne den negativen zu leugnen. Nach ihrer Sicht »… kann der Animus der Frau zu Mut, Unternehmungsgeist, Wahrhaftigkeit und in seiner höchsten Form zu geistiger Tiefe und Verinnerlichung führen; dies jedoch nur, wenn sie zuvor die Objektivität aufbringt, ihre eigenen ›heiligen‹ Überzeugungen in Frage zu stellen und die wegleitenden Winke ihrer Träume anzunehmen, auch dann, wenn sie ihren Überzeugungen widersprechen«.[2]

Als negativer Animus wird oft das bezeichnet, was der Mann als seinen Schatten an der Frau sieht, was zugleich aber auch der Schatten des Patriarchats ist, oder es wird von einem negativen Animus gesprochen, wenn einem eine Forderung oder eine Feststellung, die eine Frau macht, nicht passt. Von wirklich negativem Animus dürfte man wohl nur dort sprechen, wo durch ihn das Kräftespiel in einer Seele zum Erliegen gekommen ist und sich nur noch – unverbunden mit der Ganzpersönlichkeit, männlich fordernd oder destruktiv – eine einzige Stimme Gehör verschafft. Und dann müsste immer noch geklärt werden, ob das, was dem zugrunde liegt, »Animus« genannt werden kann.

Bei dieser Auseinandersetzung um Animus und Anima schwingt der Kampf der Geschlechter ungestört von Bewusstwerdungsprozessen mit; und dieser Kampf muss meines Erachtens mitschwingen, wenn die Dualität so sehr betont wird. Es scheint mir deshalb unerlässlich, den Anima- und den Animusbegriff, wie ihn Jung verstanden hat, neu zu diskutieren, durchaus im Sinne der Äußerungen von Marie-Louise von Franz, dass man den Mut aufbringen müsse, heilige Überzeugungen in Frage zu stellen.

Wo Jung den Animus als Geist beschreibt[3], formuliert er die traditionelle Anschauung, dass die Seele, die ja den Körper belebt und sich daher im Sinnlich-Emotionalen verliert, vom Geist aus ihrer »Verlorenheit« zurückgeholt werden muss. Hier wird sichtbar, wie entmenschlichend der Idealismus sein kann, wie sehr er sinnliches, emotionelles Leben als »Verlorenheit« wertet. Unter »Geist« versteht Jung dann traditionsgemäß einerseits den Prozess der Selbstfindung der Menschheit, das lebendige Geschehen der Auseinandersetzung zwischen Mensch und Welt (Strukturen des Unbewussten und die Dynamik, die damit verbunden ist) und die Gesamtheit der daraus resultierenden intellektuellen und ethischen Werte, wie sie sich in Kunst, Religion, Ethik, Wissenschaft und Literatur niedergeschlagen haben und immer weiter niederschlagen. Den dritten Aspekt des Geistes, Gott als absoluten Geist, der sich im subjektiven und im objektiven Geist äußert (Regel), deutet Jung an mit dem »Fenster in die Ewigkeit«.

Dass er die Strukturen des Unbewussten und die daraus resultierende Dynamik als Aspekt des Geistes sieht, sozusagen als Geist im Vollzug, ist hochinteressant; an anderer

Stelle spricht er in diesem Zusammenhang auch von »bewusstseinstranszendentem spontanem Bewegungsprinzip«[4].

Damit definiert er Geist ähnlich wie Bateson, wenn dieser Geist als »das Wesentliche am Lebendigsein« bezeichnet.[5] Mit diesem Geist, in allen seinen Aspekten, setzt Jung nun das männliche Bewusstsein gleich, bei der Frau wäre er unbewusst. Hier muss einer der Hauptansätze der Kritik liegen: Was ist männliches und weibliches Bewusstsein, wenn diese Unterscheidung aufrechterhalten bleiben soll?

Ein weiteres Problem besteht darin, dass nach Jung bei der Frau nur das Erlebnis am Vater und am Väterlichen ein archetypisches Bild speist, das Erlebnis an der Mutter und am Mütterlichen aber bewusstseinsnäher sein soll. Jung kommt vermutlich darauf, weil er annimmt, dass der erste projektionsbildende Faktor beim Sohn die Mutter, bei der Tochter der Vater ist.[6] Hier liegt wohl ein grundsätzliches Missverständnis, denn das weibliche Kind hat doch wohl … ebenfalls die erste Beziehung zur Mutter und nicht zum Vater, besonders dürfte es zu den Zeiten noch so gewesen sein, in denen Jung dies niedergeschrieben hat. Projektionen sowohl auf die Mutter als auch auf den Vater sind möglich, da wir alle Imagines von Vater, Bruder, Sohn, Geliebtem, himmlischem Gott, chthonischem Gott und Imagines von Mutter, Schwester, Tochter, Geliebter, himmlischer Göttin und chthonischer Göttin in unserer Seele tragen.

Jung hat zu stark die Psychologie der Frau einfach als das Gegenteil der Psychologie des Mannes aufgefasst, und so kann er denn auch das weibliche Bewusstsein mit Eros, das weibliche Unbewusste kompensatorisch dazu als Logos, das männliche Bewusstsein als Logos, das männliche Unbewusste kompensatorisch dazu als Eros bezeichnen.

Ich will nun die heilige Überzeugung, dass Frauen keine Anima, dafür einen Animus, dass Männer keinen Animus, dafür eine Anima »haben«, in Frage stellen …und will dabei zugleich die »Winke des Unbewussten« (M.-L. v. Franz) ernst nehmen.

Wenden wir uns zunächst den Phänomenen zu: Es steht außer Frage, dass wir – seien wir nun Frau oder Mann – von weiblichen und männlichen Menschen angezogen werden und ihnen jeweils eine Bedeutung geben können, die nur noch als »numinos« zu bezeichnen ist. Wir verwickeln uns dann in Beziehungen, lassen uns verführen und verführen selber; projizieren auf andere und erleben, wie auf uns projiziert wird. Bilder für die Anima finden sich in Träumen von Männern und von Frauen, in Phantasien und Projektionen, die immer mit Faszination und Sehnsucht verbunden sind: Gute Feen, Hexen, Huren, Heilige, Nymphen und kleine Mädchen, alle geheimnisvoll, unbekannt, entführen uns ins Reich der Phantasie.

Bei einer Frau würde man solche Bilder in der Terminologie C. G. Jungs bisher als »Schatten« (Schatten wird dabei verstanden als die Eigenschaften, die vom bewussten Ich abgelehnt werden, nicht als Aspekt der Persönlichkeit gesehen werden wollen, meistens das »Dunkle« der Persönlichkeit), allenfalls auch als »positiven Schatten« auffassen, und wenn sie sehr ergreifend sind, als Personifikation des Selbst. Das Selbst wird dabei verstanden als »Grund und Ursprung der individuellen Persönlichkeit«, das »Letztere in Vergangenheit, Gegenwart und Zukunft umfasst«[7].

Mir schiene es sinnvoller, sie auch bei einer Frau als Animafiguren zu bezeichnen und den Schatten wirklich als das zu nehmen, was wir nicht mit unserem Vorstellungsbild von uns selbst verbinden können; dem Selbst hingegen die ganz großen, abstrakten Symbole von wirklicher Ganzheit zu überlassen, die allein die Definition von Jung und das damit verbundene Geheimnis abdecken können.

Aber auch Bilder des Animus finden sich in Träumen, Phantasien, Projektionen und Geschichten beim Mann und bei der Frau: zwingende Patriarchen, geheimnisvolle Fremde, göttliche Jünglinge, faszinierende Denker, aufbrechende Propheten und Blitze schleudernde Gottheiten. Diese Figuren wären nach bisheriger Sicht für einen Mann auch Schattenfiguren oder Personifikationen des Selbst. Wäre es nicht richtiger, wenn sie denn wirklich numinos und mit einer großen Dynamik versehen sind, sie als Animusfiguren, auch in einem Mann, zu bezeichnen und auch bei ihm den Schatten dem wirklich Schattenhaften, das Selbst aber den ganz großen Symbolen zu überlassen?

Wir finden aber im Unbewussten auch Paare, die diese seltsam faszinierende Wirkung auf uns ausüben, uns in Beschlag nehmen und uns zwingen, uns mit ihnen zu beschäftigen: etwa eine mütterliche Frau mit einem faszinierenden jungen Knaben, einen geheimnisvollen Fremden mit einer geheimnisvollen Fremden, sodass wir die Ausdrücke »Götter« für sie brauchen; wir finden Liebespaare, Geschwisterpaare, Freundespaare. Auch diese Paare werden von Jung immer wieder beschrieben; seine Auseinandersetzung mit der Alchemie dreht sich um diese Paare, um das Mysterium Coniunctionis zwischen Sol und Luna etwa, nur, dass er eben eines der beiden immer mit dem Bewusstsein gleichsetzt.

Von den Phänomenen her scheint mir unbestreitbar, dass das, was wir mit Jung Animus und Anima nennen, als Bild bei beiden Geschlechtern vorkommt, bei beiden mit vergleichbaren Emotionen, bei beiden mit vergleichbaren Verhaltensweisen. Jung selbst hat ja immer wieder darauf hingewiesen, dass Animus und Anima Archetypen sind. Meines Wissens spricht er nirgends von geschlechtsspezifischen Archetypen.

Auch von dieser Sicht her müssten Anima und Animus bei Mann und Frau vorkommen.[8] Dabei schiene mir wichtig, dass wir ernst nehmen, dass Animus und Anima Archetypen sind und wir diese Ausdrücke nur gebrauchen, wenn eine Qualität des Faszinierenden, Numinosen, Geheimnisvollen zum Ausdruck kommt, welche die schöpferische Phantasie anregt (oder auch die destruktive, wenn die schöpferische nicht aufgenommen wird), die Projektionen bewirkt und schicksalshaft ist.

Frauen können männliche Eigenschaften integriert haben, die überhaupt nichts mit dieser Qualität des Archetypischen mehr zu tun haben; das Gleiche gilt für Männer mit dem Integrieren weiblicher Eigenschaften. Das drückt sich auch in Träumen aus: Eine zweiunddreißigjährige Frau träumt, dass ein Mann ihres Alters, blond, in Jeans, die Ärmel hochgekrempelt, sich in die Hände spuckt und sagt: »Dann wollen wir doch einmal den Garten umgraben und säen.« Der Träumerin imponierte das Zupackende dieses Mannes (sie stand vor einer Philosophieprüfung), und wir fassten ihn auf als zupackende Seite von ihr, die ihr zur Verfügung steht. Als Animusfigur müsste er eine andere, tiefer reichende emotionelle Gestimmtheit mit sich bringen, wie sie in einem andern Traum der gleichen Frau zum Ausdruck kommt: »Ein blonder Mann, etwa mein Alter, steht am Meer. Ich schaue ihn an. Er hat Augen, durch die ich ganz gebannt werde, durch die ich in die Tiefe des Wassers sehen kann. Er ist mir ganz nah und ganz fern, mich packt eine Sehnsucht nach ihm, obwohl er vor mir steht, aber irgendwie doch unerreichbar ist. Auf dem Meeresgrund sehe ich eine angekettete junge Frau. Ich will das nicht sehen, denke, es sei nur ein Traum, und wache auf.«

Dieser blonde Mann hat für mich die Qualitäten des geheimnisvollen, faszinierenden, nicht wirklich greifbaren

Mannes, der sie in Tiefen weist. In diesem Traum ist auch schon ein Paar dargestellt, eine Verbindung von Animus und Anima, wie ich es bezeichnen würde, wobei die Anima dringend befreit werden müsste – die Anima einer Frau!

Von den Phänomenen her können wir ohne Weiteres Anima- und Animusfiguren bei Mann und Frau finden, und recht oft, wie mir scheint, gehören die beiden als Paar zusammen. Je mehr ich diesen Aspekt beachtet habe, umso mehr ist mir aufgefallen, wie oft im Unbewussten ein Paar vorkommt, das die Qualität Animus-Anima hat. Dies ging auch Kollegen so, die von meinen Ideen wussten. Allein schon von der Definition her, dass Anima und Animus Archetypen sind, müssten sie bei Mann und Frau gleichermaßen vorkommen.

Wenn Anima und Animus aber Gestalten sind, die uns bei allen Menschen aus der Tiefe entgegentreten, die letztlich, wenn sie einander verbunden werden, uns ein Gefühl von Ganzheit geben – auch wenn wir es immer wieder verlieren für einen Weg zu einer neuen Ganzheit hin –, dann muss ihre Beziehung zueinander von ganz besonderer Wichtigkeit sein.

So wie Anima und Animus sich immer wieder in Beziehungen inkarnieren und von daher wohl die wichtigsten Archetypen sind, weil wir uns ständig mit Frauen und Männern befassen, so muss sich auch die Verbindung von Anima und Animus in den Beziehungen zeigen. Nicht aber so, dass einer einfach den Anima-Part, der andere Mensch den Animus-Part übernimmt, sondern dass eine ganze Paarkonstellation in der Psyche eines jeden erlebbar wird. Der schöpferische Akt des Zeugens und Gebärens, der in diesen Phantasien ist, schöpft eine Beziehungswelt, gleichzeitig aber auch eine neue Innenwelt, wir wachsen über uns hinaus, können Gewordenes transzendieren.

Wichtiger, als dass wir wieder versuchen zu diagnostizieren, was Anima und was Animus ist oder was das Paar Anima-Animus darüber hinaus sein kann, scheint mir, uns diesen Bildern der Tiefe, wie immer sie sich konstellieren, zu überlassen, sie in einer lebendigen Beziehung, in der Phantasie, zu gestalten und dadurch die Tiefe dem gelebten Leben zu verbinden. Das können wir natürlich nur, wenn wir Hingabe an diese Bilder zulassen, wenn wir uns von ihnen ergreifen und das, was sie bewirken, geschehen lassen können. Animus und Anima in einer Paarkonstellation zu sehen hätte therapeutisch den Vorteil, dass wir, wenn wir einer Einseitigkeit begegnen, unter der die Analysandin leidet, nicht vorwurfsvoll davon reden müssten, dass sie jetzt wieder »im Animus« sei – Vorwürfe sind therapeutisch nicht wirksam –, sondern dass wir uns fragten, welche weibliche Figur denn zu so einer männlichen Figur kommen müsste, damit sie sich wohler, ausgeglichener, zufriedener fühlen könnte. Und dann könnte das Lebensgefühl, das mit dieser Anima-Figur verbunden ist, imaginiert und dadurch auch erfahren werden.

Die Verbindung von Animus und Anima – intrapsychisch oder in einer Beziehungsphantasie, in der die beiden sich treffen – wird immer ein Lebensgefühl des geistig-seelischen Inspiriertseins, oft auch der Liebe mit sich bringen.

Trauer beim Tod eines geliebten Menschen[1]

Mir ist im Zusammenhang mit der Behandlung vieler depressiver Erkrankungen im Verlauf der letzten zehn Jahre immer wieder aufgefallen, dass Verlusterlebnisse zu wenig betrauert wurden und dass sie dadurch zu Mitauslösern von depressiven Erkrankungen werden konnten. Das Tabu um das Sterben ist in den letzten Jahren aufgehoben worden, man darf vom Sterben sprechen. Es scheint mir an der Zeit, dass man jetzt auch das Tabu um das Trauern aufhebt, dass man trauern darf und soll. Zwar hat schon Freud (1915) über den großen Nutzen der »Trauerarbeit« – der Terminus stammt von ihm – geschrieben. Dennoch ist die Trauer ein Thema, das in der psychologischen Literatur bisher eher wenig beachtet wird, gemessen an der großen Bedeutung, die sie für unsere psychische Gesundheit hat. Bei meinen Untersuchungen wurden mir vor allem die folgenden Gesichtspunkte wichtig: Da wir uns wesentlich aus den Beziehungen zu Mitmenschen verstehen, Bindungen ein wesentlicher Aspekt unseres Selbst und Welterlebens sind, werden wir durch den Tod eines geliebten Menschen in unserem bisherigen Selbst und Weltverständnis erschüttert. Die Trauer ist die Emotion, durch die wir Abschied nehmen, Probleme der zerbrochenen Beziehung aufarbeiten und so viel als möglich von der Beziehung und von den Eigenheiten des Partners integrieren können, sodass wir mit neuem Selbst und Weltverständnis weiterzuleben vermögen.

Unseren Träumen können wir wertvolle Hinweise für die Trauerarbeit entnehmen. Bei einem Vergleich mit den in der

Literatur üblichen Trauerphasen modifiziere ich diese an einigen Stellen gemäß meinem Ansatz.

Jede der Trauerphasen bietet spezielle Schwierigkeiten der Bewältigung. Aufgrund praktischer Beispiele aus meiner therapeutischen Arbeit beleuchte ich diese Schwierigkeiten.

Es fällt immer wieder auf, dass das Bedürfnis nach symbiotischem Verweilen der Forderung nach Trennung entgegensteht. In extremen Fällen bewirkt diese Sehnsucht ein länger andauerndes Verschmelzen mit dem Verstorbenen. Ich stelle die These auf, dass der Rhythmus von Symbiose und Individuation nicht nur für das Kleinkind, sondern auch für den erwachsenen Menschen wesentlich ist. Wichtig scheint mir dabei zu sein, dass es gelingt, die Symbiose über das Zwischenmenschliche hinaus auf etwas Transzendentes zu beziehen.

Der Tod eines geliebten Menschen ist ein Extremerlebnis von Tod und fordert die Trauer radikal. Zugleich ist dieses Erlebnis aber auch eine große Herausforderung zur Selbstverwirklichung angesichts der Veränderung. Gerade die Trauer kann ein Stück Selbstverwirklichung auslösen.

Was für diese Grenzsituation gilt, mag auch für viele andere Situationen des Menschseins, wenn auch in abgeschwächter Form, gelten, in denen sichtbar wird, dass der Tod immer in unser Leben hereinragt, immer wieder größere oder kleinere Veränderungen erzwingt, die mit dem Gefühl von Verlust gekoppelt sind und die daher auch betrauert werden müssen. Weil wir sterblich sind, müssen wir »abschiedlich« existieren, verbunden mit der Trauer, mit dem Schmerz und der Möglichkeit, unsere Situation immer wieder neu zu gestalten, auch angesichts unserer Abschiede immer neu uns aufzufalten.

Todeserfahrung beim Tod eines geliebten Menschen

Beim Tod eines geliebten Menschen *erfahren* wir, was Tod ist. Dieses Todeserlebnis widerfährt uns, trifft uns, lässt uns irrewerden an uns und an allem, was wir bisher für selbstverständlich gehalten haben. Es erschüttert nicht nur unser Welt- und unser Selbstverständnis, es zwingt uns zur Wandlung – ob wir wollen oder nicht.

Stirbt ein geliebter Mensch, so nehmen wir in seinem Sterben nicht nur antizipatorisch unser eigenes Sterben vorweg; wir sterben in gewisser Weise auch mit ihm. Es wird uns kaum je so radikal bewusst wie beim Tod eines geliebten Menschen, in welchem Maß wir uns aus unseren Beziehungen zu anderen Menschen und Dingen verstehen und erfahren, in welchem Maß der Tod einer solchen Beziehung uns aufbricht und eine Neuorientierung verlangt.

Es ist dies eine Erfahrung, die gewiss schon so alt ist wie die Menschheit selbst. Aus den vielen Zeugnissen dafür möge angeführt werden, wie der junge Augustinus den Tod eines Freundes erlebt hat (Confessiones IV[2]):

»Durch diesen Schmerz kam eine tiefe Finsternis über mein Herz, und wo ich hinsah, war der Tod. Die heimatliche Stadt ward mir zur Qual, das väterliche Haus zu einer sonderbaren Unglücksstätte, und jedwedes Ding, das ich mit ihm gemeinsam besessen hatte, wurde mir nun ohne ihn zu unendlicher Pein. Überall suchten meine Augen ihn und er wurde mir nicht gegeben; ich hasste alles, weil es ihn nicht hatte und mir nicht mehr sagen konnte: Siehe, er kommt, so wie es, als er noch lebte, war, wenn er einmal abwesend war. Ich war mir selbst zu einer einzigen großen Frage, und forschte ich in meiner Seele, warum sie traurig sei, warum sie mich so sehr verwirre, so wusste sie mir nichts zu antworten. Und wenn ich zu ihr sagte: Hoffe auf Gott, so gehorchte sie nicht und hatte recht, weil dieser Mensch, den sie als Teuerstes verloren hatte, besser war und wahrer als das Trugbild, das ich ihr als Hoffnung gab. Nur noch das Weinen war mir süß und nahm in meinen Herzensfreuden die Stelle meines Freundes ein …

In mir war … eine Regung ganz entgegengesetzter Art lebendig geworden, ich weiß nicht, was es war: einem ganz schweren Lebensüberdruss stand Todesangst zur Seite. Ich glaube, je mehr ich jenen geliebt hatte, umso mehr hasste und fürchtete ich den Tod, der mir ihn geraubt, wie den grimmigsten Feind, und ich stellte mir vor, er würde nun plötzlich alle Menschen verschlingen, weil er es bei jenem gekonnt … Ich wunderte mich nämlich, dass die übrigen Sterblichen lebten, wo er gestorben war, den ich so liebte, dass er gleichsam nie hätte sterben dürfen, und noch mehr wunderte ich mich, dass ich als sein andres Ich seinen Tod überlebte. Wie richtig hat einmal einer seinen Freund die Hälfte seiner Seele genannt (Horaz, Od. 1,3)! Denn ich habe meine und seine Seele als eine einzige in zwei Körpern empfunden (nach Ovid, Trist. IV, 4, 72) und deshalb schauderte mich vor dem Leben, weil ich nicht als Halber leben wollte, und deshalb fürchtete ich vielleicht zu sterben, weil er, den ich so sehr geliebt, dann ganz gestorben wäre.«

In diesem kurzen Text von Augustinus sind viele Aspekte des Verhaltens eines Menschen, der einen großen Verlust erlitten hat, ausgedrückt: Die Erschütterung in seinem Weltverständnis, das, was ihm vorher vertraut war, wird ihm zur Qual. Es ist, als hätte der Tod seine Schatten über alles gelegt, was zuvor war, durchaus auch über die äußeren Dinge, etwa das Haus des Vaters. Hier wird sichtbar, wie sehr die Beziehung zwischen zwei Menschen eine gemeinsame Welt schafft, sodass das Erlebnis des Todes es mit sich bringt, dass auch dieses gemeinsame Erleben der Welt nicht mehr vorhanden ist. Ein Aspekt der Trauerarbeit wird also sein müssen, dass ein neues Verhältnis zur Welt geschaffen wird. Noch aber, und das ist typisch für die erste Phase nach einem großen Verlust, geht es Augustinus nicht darum, etwas Neues zu bauen, etwas Neues zu suchen; er sucht im Gegenteil noch den Freund. Lindemann[3] beschreibt die Ruhelosigkeit von Personen, die einen schweren Verlust erlitten haben, sehr eindrücklich: Dem Drang, etwas zu tun, auf der Suche nach etwas zu sein, steht ein Mangel an Zielgerichtetheit gegenüber. Parkes[4] nennt dieses Suchverhalten nicht ziellos, sondern weist darauf hin, dass das Suchverhalten das Ziel habe, den eben verlorenen Partner wiederzufinden. Dies scheint Augustinus sehr bewusst zu erleben.

Zur Trauerarbeit wird also auch gehören, diese Ruhelosigkeit zu begreifen, zu begreifen auch in ihrem Sinn, die ursprüngliche Welt und das ursprüngliche Beziehungsgefüge, das eben durch das Erlebnis des Todes auseinandergebrochen ist, wiederherzustellen, als Widerstand gegen die Veränderung, die vom Leben einfach gefordert ist.

Augustinus beschreibt seinen Zustand als traurig, verwirrt, »schwerem Lebensüberdruss stand Todesangst zur Seite« – einzige Erleichterung war das Weinen. Zugleich hasste und fürchtete er den Tod.

Wie sehr dieser Todesfall sein Welt- und Selbstverständnis erschüttert hat, zeigt sich in seinem Lebensüberdruss: Wenn der Freund nicht mehr lebt, weshalb soll er denn leben?

Die Todesangst hält allerdings diesen suizidalen Ideen die Waage und letztlich auch der Gedanke, dass der Freund, stürbe er auch noch, ganz gestorben wäre, weil er dann ja in niemandes Erinnerung weiterleben könnte.

Wesentlich scheint mir auch der Hass zum Trauererlebnis zu gehören, hier bei Augustinus Hass auf den Tod. In meiner therapeutischen Praxis erfahre ich, dass dieser Hass oft auch auf eine göttliche Instanz gerichtet wird oder auf den Partner, auf das Kind, das einen verlassen hat. Suizidale Ideen sind sehr häufig bei einem großen Verlust; der Suizid wäre eine Möglichkeit, die vielen Probleme, die sich einem bei einem Verlust stellen, zu »lösen«. Die Anzahl der Menschen, die nach einem Todesfall aber wirklich Suizid begehen, ist nach den Studien von Bowlby[5] gering; hingegen besteht die Tendenz, sich den Kummer durch Einnahme von Drogen jeglicher Art zu erleichtern.

»Finsternis über dem Herzen haben«, traurig sein, verwirrt sein, an Lebensüberdruss und gleichzeitig an Todesfurcht zu leiden, sich selber zu einer einzigen Frage zu werden, all dies zeigt, wie sehr nicht nur das Weltverständnis des Augustinus erschüttert ist, sondern auch sein Selbstverständnis. Wenn Augustinus sagt: »denn ich habe meine und seine Seele als eine einzige in zwei Körpern empfunden und deshalb schauderte mich vor dem Leben, weil ich nicht als Halber leben wollte …«, dann können wir bei ihm von einem Selbstverlust sprechen. Es gehört zum menschlichen Leben, dass das Selbsterleben sich wesentlich aus den Beziehungen zu anderen Menschen ergibt, dass wir oft als unser Selbst erleben, was andere Menschen in uns hervorgerufen haben und immer wieder hervorrufen, und dass unsere Beziehung zu unserer Tiefe, zu unserem innersten Selbst durch die Beziehungen geprägt ist, die wir zu Menschen haben, insbesondere durch die Liebesbeziehungen. So werden geliebte Menschen zu einer »Hälfte unserer Seele«, gehören wesenhaft zu uns, bestimmen unser Lebensgefühl und unsere Sicht des Lebens mit, ohne dass wir das Gefühl hätten, von ihnen manipuliert zu werden, weil wir sie so nahe an uns herangelassen haben, dass sie Teil von uns sind. Trifft uns der Verlust eines so mit uns verbundenen Menschen, dann sterben wir in der Tat ein Stück mit[6]. Gabriel Marcel[7] sagt dazu: »Das einzig wesentliche Problem wird durch den Konflikt Liebe und Tod gestellt.«

Und so ist wohl der Tod dessen, den wir lieben, ebenso ein Todesproblem und eine Todeserfahrung, mit der wir umzugehen haben, die wir zu bestehen haben, wie das Leben auf unseren eigenen Tod hin. Es ist eine Grenzsituation des Lebens, die uns verändern, die uns den Blick für das wirklich Wesentliche frei machen kann, und es ist eine Situation, die uns auch zerbrechen kann.

Ob es uns gelingt, neue Perspektiven in unser Welt- und Selbsterleben zu bringen, Todesbewusstsein auch als einen Aspekt unseres Selbstbewusstseins zu sehen, oder ob wir zerbrechen, pathologisch trauern und nie mehr aus der Trauer herauskommen, hängt wesentlich davon ab, ob wir richtig zu trauern verstehen. Trauern darf nicht länger als »Schwäche« betrachtet werden, sondern es ist ein psychologischer Prozess von höchster Wichtigkeit für die Gesundheit eines Menschen. Denn wem bleiben schon Verluste erspart? Und wenn wir es auch mit dem Tod dessen, den wir lieben, nicht immer zu tun haben, der Abschiede sind noch genug im Leben, und sie können ähnliche Verlustreaktionen hervorrufen, wie wenn wir einen geliebten Menschen verlieren.

Wichtig scheint mir zu bedenken, wie schlagartig sich das Leben eines Menschen durch den Tod eines Lebenspartners etwa ändern kann, wie vielen Schwierigkeiten deshalb auch der Zurückgebliebene sich gegenübersieht, zudem in einer psychischen Verfassung, die Problemlösungen fast unmöglich macht.

Versuchen wir nochmals, uns die Probleme zu vergegenwärtigen:

Äußerlich verändert sich das Leben etwa dadurch, dass eine Ehefrau zur Witwe wird, unter Umständen mit finanziellen Problemen zu kämpfen hat, mit der Notwendigkeit, die Kinder allein zu erziehen, einen neuen Partner suchen zu müssen; oder ist die Witwe älter, muss sie nun plötzlich den Lebensabend allein verbringen, vielleicht ohne die dazugehörige praktische Begabung zu haben, weil der Mann ihr zuvor alles abgenommen hat. Äußerlich ändert sich das Leben auch dadurch, dass ein trauernder Mensch eben ein Trauernder ist, der von der Umwelt plötzlich anders behandelt, im schlimmsten Fall tabuisiert wird, fast wie der Tod selber, im besten Fall zwar nicht gemieden, aber »vorsichtig«, unspontan behandelt wird. Man weiß nicht so recht, wie man denn mit dem Trauernden umgehen soll, und man löst das Problem meistens, indem man sich von ihm fernhält. Und so kommt zur Trauer, zum Erleben des Verlusts, auch noch die Einsamkeit, das Gefühl, nicht mehr dazuzugehören usw. Parkes[8] hat in seinem Buch »Vereinsamung, die Lebenskrise bei Partnerverlust« in einer Studie über junge Witwen viele dieser sozialen Faktoren beschrieben.

Die Welt tritt dem Trauernden anders gegenüber als dem Menschen, der nicht trauert. Und je stärker die Trauer und der Tod in einer Gesellschaft verdrängt werden, umso weniger spontan wird diese Gesellschaft mit den Trauernden umgehen, desto schneller wird sie fordern, dass man nun endlich wieder einmal mit der Trauer aufhören sollte.

Aber nicht nur die Welt tritt dem Trauernden anders gegenüber. Der Trauernde selbst erlebt die Welt anders. Er hat einen Verlust erlitten, er ist mit einem Problem, das allerdings viele Probleme nach sich zieht, ganz beschäftigt. Alles andere interessiert ihn wenig, er hat keine Kraft für etwas anderes. Er kann nicht auf die Menschen zugehen, auch wenn er sie sehr nötig hätte, weil gerade die Wärme der andern Menschen ihn daran hindern könnte, am Leben ganz irrezuwerden. Gehen die andern Menschen aber nicht auf ihn zu – und das kann sich in unserer Gesellschaft ereignen, da uns eine rituelle Trauer fehlt, wie sie etwa bei den gläubigen Juden noch stattfindet[9] –, dann kann er auch nicht auf die andern Menschen zugehen, die zudem noch erwarten, dass der Trauernde »normal« weiterlebt. Er entfremdet sich ihnen in seinem Kummer noch mehr und erlebt die Welt, der er nicht mehr gewachsen ist, bald als feindlich. Und so kann sich ein Zirkel der Isolierung, der Angst, der Weltentfremdung einstellen, in dem ein neues Weltverständnis nur schlecht oder überhaupt nicht aufzubauen ist. Eher noch stellen sich paranoide Reaktionen ein.

Der Trauernde versteht aber nicht nur die Welt, er versteht oft auch das Schicksal nicht mehr. Gerade bei Menschen, die »vor ihrer Zeit« gestorben sind, stellt sich die Frage nach dem Sinn des Lebens, die sich angesichts des Todes ja immer unabweisbar, ja geradezu brutal erhebt: eine Frage, auf die in einer solchen Situation kaum eine Antwort gegeben werden kann. Die gängigen Antworten, die etwa angeboten werden, klingen wie Hohn in den Ohren der Trauernden und vermögen zumindest nicht weiterzuhelfen. Es gehört wohl auch zur Trauer, diese Abwesenheit von Sinn auszuhalten und trotzdem weiterzuleben, sei es in der Hoffnung, dass der Sinn sich schon wieder zeigen werde, sei es in der Erinnerung daran, dass Sinn schon einmal das Leben erfüllte; oder aber einfach mutig weiterzuleben im totalen Zweifel an Sinn, an Existenz, an Gott, an den Menschen, zumindest verunsichert durch den Preis, den man bei Verlust für eine menschliche Bindung bezahlt, und tief unsicher, ob man diesen Preis noch einmal zu zahlen bereit wäre.

Aber nicht nur diese Verunsicherungen am Sinn des Daseins erschüttern den Trauernden, er fühlt sich ja wirklich erschüttert, verändert. Sein Lebensgefühl hat sich verändert, sein Erleben von sich ist nicht mehr dasselbe.

Ein fünfzigjähriger Mann, der seine Frau nach langer, harter Krankheit verloren hatte, beschrieb seinen Zustand:

»Ich meine, ich hätte mich auf den Verlust vorbereitet, lange genug Zeit hatte ich ja dazu. Jetzt, wo sie gestorben ist, spüre ich, dass alles noch einmal anders ist, als ich es mir vorgestellt habe. Es ist so unwiederbringlich. Ich fühle die Größe des Todes, ich habe gelernt, was wichtig ist und was unwichtig ist. Aber mit diesem Gelernten kann ich nicht mehr leben unter den Menschen, ich werde ein Sonderling. Und dann fühle ich mich auch ganz unsicher, sie hat so viel von mir weggenommen ins Grab, manchmal frage ich mich, ob noch genug bleibt zum Leben.«

Und eine fünfundvierzigjährige Frau, die ihren Mann durch einen Verkehrsunfall verloren hatte, sagte: »Es ist, wie wenn man ihn von mir weggerissen hätte, ohne jede Vorwarnung – und ich fühle mich ganz verwundet, ich bin eine offene Wunde, ich blute, ich fürchte, ich blute aus. Aber was soll's, dann bin ich auch tot …« Man könnte natürlich denken, dass dieses Ehepaar eine besonders symbiotische Ehe geführt hätte, in der die Frau ihre eigene Persönlichkeit aufgegeben hätte. Solche Aussprüche trifft man aber so häufig an, dass dementsprechend entweder alle Menschen symbiotische Partnerschaften führen oder dass wir in unserem Selbsterleben so sehr von den Menschen, die wir lieben, abhängig sind, dass der Tod dann als »das große Loch in mir«, als »Zersplitterung meiner ganzen Persönlichkeit« erlebt werden muss.

Welches auch immer die Gründe dafür sind, dass der Tod eines andern Menschen unser Selbsterleben so sehr beeinflusst, der Trauernde muss mit der Zeit wieder zu einem einheitlichen Erlebnis seiner selbst kommen. Denn das scheint – in allen Lebenssituationen – die Voraussetzung dafür zu sein, dass wir uns als mit uns identische Menschen erleben können. Gerade diese Brüchigkeit in unserem Selbsterleben angesichts des Verlusts eines Menschen, den wir lieben, zeigt, wie sehr an unserem Selbsterleben – das zwar durchaus auch von einem Persönlichkeitskern aus gesteuert wird, also in einer Verbindung zur eigenen Tiefe oder zu einem tieferen Selbst wurzelt – die Beziehungen zu unseren Mitmenschen Anteil haben.

Unser Selbsterleben resultiert nicht nur aus der Beziehung zu unseren ersten Beziehungspersonen, so wichtig diese auch sind, sondern aus unseren Beziehungen überhaupt. Die Erschütterung im Selbstgefühl ist sehr schwer zu ertragen; es scheint, dass aber gerade das Trauern über den Verlust einer Beziehung, das Zulassen der verschiedenen Emotionen, die damit verbunden sind, das Sich-überwältigen-Lassen von Sinnlosigkeit, Angst und Wut es möglich machen, dass ein neues Selbsterleben sich wieder einstellen kann. Vielleicht ist Trauer die Emotion, die im Leben des erschütterten Menschen eine neue Ordnung, ein neues Selbst und Welterleben schaffen kann.

Damit aber Trauer zugelassen werden kann, damit wirklich die Trauer erlebt werden kann, die psychologisch notwendig ist, um den Verlust zu überwinden und zu einem neuen Welt- und Selbstverständnis zu kommen, müssen die Menschen einander helfen. Kuhn[10] beschreibt das Gefühl des trauernden Menschen als das eines Menschen, der aus der Welt ausgestoßen worden ist – nicht der Tote ist ausgestoßen, der Trauernde ist es, oder anders gesagt, ist es mit. Dieses Ausgestoßensein bringt es mit sich, dass der Trauernde sich dann überwiegend mit dem Vergangenen beschäftigt und damit natürlich immer mehr aus der realen Welt ausgestoßen wird.

Wir müssen Wege finden, Trauern als etwas Wesentliches zu sehen, nicht einfach als etwas Pathologisches, und wir müssen Wege finden, miteinander wieder mittrauern zu lernen. Dazu gehört zunächst einmal, dass wir unsere große Angst vor der Trauer überwinden, sie also weniger abwehren, wohl damit auch der Realität wieder ins Auge sehen, um zu erfahren, dass wir sterblich sind, dass unser Leben von vielen Abschieden geprägt ist, dass die Abschiede wesensmäßig zu uns gehören – und dass sie wehtun. Dazu gehört aber auch die Erkenntnis, dass wir überhaupt enorm zerbrechlich sind, von unendlich vielen Faktoren in unserem Wohlbefinden abhängig, die wir nicht beeinflussen können; andrerseits aber auch, dass wir Trauer durchzustehen vermögen, dass wir Grenzsituationen erleben können und daran erstarken. Wir müssen auch neue Wege finden, miteinander zu trauern. Wir werden kaum die Rituale, die für uns nicht mehr gelten, einfach zu neuem Leben erwecken können. Wir werden neue Rituale finden müssen. Solche Rituale sind da und dort im Entstehen begriffen; man begreift offenbar, dass man sie braucht. So schreibt Schultz[11] in dem Sammelband »Einsamkeit«, dass nach dem Tode seiner Frau viele Menschen tagelang um ihn gewesen wären und dass sie miteinander über die Verstorbene gesprochen hätten. Dies scheint mir ein »Ritual« zu sein, das dem Bedürfnis des Trauernden oder der Trauernden entgegenkommt.

Einen ganz anderen Ansatz zu einem neuen »Ritual« erlebte ich auf einer Tagung, in der über Psyche und Tod gesprochen wurde. In einer großen Gruppe von etwa 120 Menschen entwickelte sich ein sehr ernsthaftes Gespräch über Tod, Verlust, Angst vor dem Tod, Angst vor dem Verlust, Mut angesichts des Todes. Eine allgemeine Betroffenheit breitete sich aus, ohne peinlich zu werden; jeder konnte sich identifizieren, wann er wollte, wo er wollte, wo es ihn in seinen Begegnungen mit dem Tod betraf. Am Schluss der Tagung hatte ich den Eindruck, dass wir alle miteinander getrauert hatten, vielleicht gerade weil wir uns eigentlich »fremd« waren; sogar auf eine besonders gute Art getrauert hatten, weil jedem klar geworden war, dass der Tod etwas ist, das wirklich in jedem Leben eine Rolle spielt, dass jeder nach seinen Möglichkeiten damit umgehen muss und dass wir vielleicht gerade da, wo wir uns oft am einsamsten fühlen, nicht so einsam sind. Es gibt viele Mittrauernde, wenn wir sie an uns heranlassen.

Symbiose und Individuation

Es gehört zu jedem Trauerprozess, dass der Trauernde entweder den Verstorbenen zu finden hofft oder in irgendeiner Weise versucht, mit ihm zu verschmelzen, um so das zunächst durch den Verlust unerträglich gewordene Leben weiterzuführen oder aber durch selbst gewählten Tod oder Phantasien darüber die Vereinigung mit dem Menschen, der einen verlassen hat, herbeizuführen. In jedem Fall geht es hier um Verschmelzung mit dem verlorenen Menschen, um den Versuch, den Verlust ungeschehen zu machen und so weiterzuleben, als wäre nichts geschehen.

Volkan[12] legt bei der Beschreibung seiner Methode der Kurztherapie bei Menschen, die nicht getrauert haben und die aus diesem Grunde Depressionen, psychosomatische und auch psychotische Reaktionen zeigen, besonderes Gewicht darauf, dass man in einer ersten Phase der Therapie klar zu unterscheiden versucht zwischen dem, was zum Verstorbenen gehört, und dem, was zum Trauernden gehört. Es ist der Versuch, die symbiotische Verschmelzung aufzuheben und sich vom Verstorbenen abzugrenzen.

Unter Symbiose verstehe ich das Verschmelzen eines

Menschen mit einem andern Menschen, einer Gruppe mit bestimmten Ideen, einem Land, einem Toten usw. Dieses Verschmelzen kann so weit gehen, dass alles Trennende aufgehoben zu sein scheint; im Gemeinsamen schwelgt man miteinander und lässt nichts aufkommen, was diese Gemeinsamkeit trüben könnte. Dieses Eins-Sein mit dem andern, diese vermeintliche Ur-Geborgenheit, ist eine Schein-Geborgenheit, die immer wieder aufrechterhalten werden muss, meistens um den Preis der totalen Anpassung. Im speziellen Fall der Symbiose eines Trauernden mit seinem verstorbenen Partner heißt das, dass sich nichts ändern darf mit dem Tod des Partners, dass der Trauernde vielleicht sogar eine Beziehung, die nicht ganz symbiotisch werden konnte, solange der Partner lebte, nun endlich in eine Vollsymbiose auswachsen lassen kann, weil der Partner nicht mehr seine eigenen Ansprüche stellt.

Nach meiner Beobachtung sind es aber nicht nur Trauernde, die zu Lebzeiten schon dazu tendierten, eine symbiotische Beziehung zu ihrem Partner zu haben, die nun zu dieser Verschmelzung mit dem Verstorbenen tendieren, sondern für fast jeden Trauernden scheint es zunächst ein Stadium symbiotischer Verschmelzungssehnsucht zu geben, das er durchlaufen muss.

Es stellt sich in diesem Zusammenhang natürlich die Frage, wie sehr ein Trauernder dadurch, dass er in seinem Selbst- und Welterleben erschüttert ist, das Bedürfnis hat, sich als »ganz« zu erleben. Die Sehnsucht des Menschen nach »Eins-Sein«, sei dies nun mit sich, mit etwas Göttlichem, mit dem Kosmos, diese Sehnsucht, die wir ja ohnehin gerne auf den Partner projizieren, wird in dieser Situation der Zerrissenheit erst recht auf den toten Partner gerichtet. Damit ist viel erreicht – vermeintlich: Der Verstorbene kann mitleben, das Erleben des »Eins-Seins« mit sich und dem Partner ist vorübergehend erhalten, das Leben muss nicht verändert werden. Aber gerade dadurch kommt der Trauerprozess zum Stillstand und führt zu verschiedenen psychischen Problemen, insbesondere aber zu Depressionen[13].

Durch den Vergleich mit der Phase der »normalen Symbiose« im Leben eines Menschen müsste es möglich sein, Hinweise zu bekommen, wie die zu lang anhaltende symbiotische Verflechtung mit dem Verstorbenen gelöst werden könnte. Mahler[14] beschreibt immer wieder die Phase der »normalen« Symbiose des Säuglings, etwa vom zweiten Lebensmonat an, in der der Säugling sich so verhält, als ob er und die Mutter »ein allmächtiges System darstellten – eine Zweiheit innerhalb einer gemeinsamen Grenze«. Dieser Symbiosephase des Säuglings folgt die Loslösephase, innerhalb derer wieder eine Annäherung erfolgt. Was Mahler für den Säugling beschreibt, scheint mir ein allgemeingültiger Lebensrhythmus zu sein: Den Phasen von vermehrtem Symbiosestreben folgen immer wieder Phasen der Loslösung und der Individuation, wobei Loslösung nach Mahler, Pine und Bergman[15] das Auftauchen aus der Verschmelzung meint und Individuation das Erringen von individuellen Merkmalen. Innerhalb der Loslösephase findet oft auch eine Phase der Wiederannäherung statt, als müsste man sich versichern, dass es immer noch einen Weg zurück gibt. Auf einer neuen Entwicklungsebene, auf die man durch das Erringen der individuellen Eigenschaften gekommen ist, besteht das Bedürfnis nach Symbiose wieder, und sie sollte gelebt werden dürfen als optimale Symbiose, als Voraussetzung für erneute Loslösung und Individuation – und dies nicht nur im Säuglingsalter.

Symbiotische Tendenzen sind in unserem alltäglichen Leben so vielfältig und so häufig zu sehen, dass wir Symbiose nicht einfach nur unter dem Aspekt der Pathologie betrachten, sondern annehmen dürfen, dass einerseits Symbiotisch-Sein und anderseits Entwicklung aus der Symbiose in Richtung Individuation wirklich einem Lebensrhythmus entspricht. Deshalb scheint es mir wichtig, die Symbiose nicht einfach zu vermeiden, sondern zu versuchen, sie optimal zu leben. Schon beim Kleinkind gilt ja, dass eine optimale Symbiose die Voraussetzung für eine optimale Ablösung und Individuation ist.

In unserem Zusammenhang stellt sich nun die Frage, ob denn der Trauernde, der mit dem Weggegangenen symbiotisch sein will, ein solcher Mensch ist, dem es in seinem Leben nicht gelungen ist, eine Form der optimalen Symbiose zu leben, oder ob er einfach aus seiner großen Erschütterung heraus das Bedürfnis nach einer Symbiose hat. Es scheint so zu sein, dass gerade das Erwerben immer neuer individueller Eigenschaften den Menschen einsam und selbstständig machen kann und dass gerade diese Individuation in ihm Symbiosesehnsüchte weckt. Von diesem Gedanken her ist verständlich, dass das Erleben des Verlusts einer geliebten Person einen Schritt in Richtung Individuation erzwingt und dadurch die Sehnsucht nach Symbiose weckt. Da es kein freudig gewählter und aus eigenem Impuls erreichter Schritt der Loslösung ist, muss damit gerechnet werden, dass zunächst ein Schritt zurück getan wird.

Interessant ist in diesem Zusammenhang, dass unsere kollektiven Jenseitsvorstellungen sehr nahe bei unseren Symbiosevorstellungen liegen. Das Paradies etwa, in dem alle miteinander in Frieden leben, ist wohl ein Bild, das auch hinter unseren Symbiosesehnsüchten liegt, oder denken wir etwa an Ausdrücke wie »in die ewige Herrlichkeit eingehen«, »von einem größeren Ganzen aufgenommen werden«, um dann »aufgehoben« zu sein. Hinter den kollektiven Jenseitsvorstellungen und hinter dem Streben nach Symbiose steht die Sehnsucht nach Aufgehobensein, nach Geschütztsein, nach Ruhe, nach Verschmelzung mit etwas Größerem, das uns aufnimmt. Sogar in der existentialistischen Anschauung, nach der der Mensch mit seinem Tod zu einem »Ding unter Dingen« wird, scheint mir dieses Moment noch vorhanden zu sein.[16]

Wir können also den Gedanken an den Tod offenbar nur ertragen, wenn wir uns gleichzeitig vorstellen, dass der Tod uns mit etwas verschmelzen lässt, das uns übersteigt. So ist es nicht verwunderlich, dass wir auch beim Erleben von Tod als Trauernde uns nach Symbiose sehnen.

Immerhin wäre dann doch ein Unterschied zwischen den verschiedenen Trauernden zu sehen. Bedenken wir doch, dass sich der, der Trauern als einen Prozess versteht, aus dieser Phase der Symbiose in Richtung auf neue Individuation hin bewegen kann, dass er dadurch aber auch wieder beziehungsfähig wird; ein anderer aber verharrt im Zustand der Symbiose und kommt sich dabei immer trauriger und sinnentleerter vor, da eine symbiotische Verbindung eben nur zur richtigen Zeit und für die Dauer einer Phase Kraft und Schutz bieten kann.

Um diese Fragen näher zu bedenken, scheint es mir notwendig, den Begriff der »optimalen Symbiose« etwas zu erläutern. »Optimal« ist eine Symbiose dann, wenn ein Mensch Verschmelzungserlebnisse haben kann, aus denen er gestärkt hervorgeht, sodass er mit neuen Verhaltensmöglichkeiten und einem neuen Selbsterleben sich den wechselnden Anforderungen des Lebens wieder stellen kann.

Eine optimale Form von Symbiose finden wir zum Beispiel bei den Mystikern. Das mystische Erlebnis ist ein Verschmelzen des Mystikers mit dem Göttlichen, das Aufgehen in einem größeren Ganzen. Diese Sehnsucht des

Mystikers wird übrigens oft auch als Todessehnsucht beschrieben. Der Mystiker sehnt den Tod herbei, um bei seinem Gott sein zu können. Das hinderte aber viele Mystiker nicht daran, trotz oder gerade wegen ihres Gottesbezuges autonome Persönlichkeiten im psychologischen Sinne zu sein, die unerschrocken unter den Menschen wirkten, unerschrocken wohl eben gerade deshalb, weil sie diese Verschmelzungserlebnisse hatten, die das Gefühl von Geborgenheit, Bedeutsamkeit, Klarheit vermitteln. So sagt Paulus im Brief an die Philipper[17]: »Es zieht mich nach beiden Seiten hin. Ich habe das Verlangen, aufzubrechen und mit Christus zu sein; denn das wäre weitaus das Bessere; das Verweilen im Fleisch aber ist notwendiger um euretwillen.«

Beispielhaft in diesem Zusammenhang scheint mir auch Teresa von Avila zu sein: sie beschreibt ein mystisches Erlebnis[18]:

»Als ich einmal gerade dabei war, den Hymnus ›Veni Creator Spiritus‹ zu beten, überkam mich eine so ungestüme Verzückung, dass sie mich fast meiner Sinne beraubt hätte, ein Erlebnis, an dem ich ganz und gar nicht zweifeln kann, da es zu öffentlich war. Dabei vernahm ich die Worte: ›Ich will nicht, dass du noch mit Menschen Umgang pflegst, sondern nur noch mit Engeln.‹ Mich versetzte das in großen Schrecken.«

Dieses mystische Erlebnis erscheint mir als ein Verschmelzungserlebnis samt der Versuchung, in der Symbiose zu verharren (»Ich will nicht, dass du noch mit Menschen Umgang pflegst«). Der Schrecken scheint Teresa wieder in die Welt zurückzuführen und ihr wohl auch den Unterschied aufzuzeigen zwischen ihrer mystischen Verschmelzung und ihren Aufgaben, die sie auf dieser Welt sieht und die sie mit einer ungeheuren Energie und Zielstrebigkeit verfolgt. Wir können Teresa nicht den Vorwurf machen, sie sei nur symbiotisch und nicht individuiert gewesen.

Vielleicht haben die Mystiker die Symbiose dort gelebt, wo sie größte Lebensintensität bringt und die Kleinheit und die Gebrechlichkeit des Menschen wirklich aufhebt, wo aber andererseits das zu lange Verweilen in der Symbiose nicht möglich ist, da sich religiöse Erfahrung, Gotteserfahrung wesensgemäß jeder Fixierung entzieht, unverfügbar bleibt, also keine Gefahr für Abgrenzung und Individuation bedeutet. Geht es doch dem Mystiker auch darum, diese Welt gemäß seiner Vision für seinen Gott zu öffnen, transparent zu machen und zu verändern.

Optimale Symbiose könnte also dort gelebt werden, wo es einem Menschen gelingt, die kleinkindliche Sehnsucht nach der Mutter in Sehnsucht nach Transzendenz und in die Möglichkeit zu verwandeln, mit diesem Transzendenten zu verschmelzen und, welchen Namen er immer dieser Transzendenz geben mag, daraus Kraft zu beziehen, um sich so autonom wie möglich in seinen alltäglichen Gegebenheiten zu bewegen. Vielleicht könnte man auch das Bedürfnis nach Größenphantasien und nach Grandiosität, das in der Narzissmus-Diskussion so stark betont wird[19], als Bedürfnis nach symbiotischem Verschmelzen mit Transzendentem verstehen, das dem Menschen eine »natürliche« Größe gäbe, was er angesichts seiner Endlichkeit nötig hat. Bei diesem Verschmelzen mit Transzendenz muss nicht der Mensch seine Grandiosität beweisen und darunter leiden, dass er die Ansprüche nicht erfüllt; er hat Teil an Großem, von dem er sich aber unterscheidet.

Eine optimale Symbiose kann auch in Erotik und Sexualität erlebt werden. Es geht um ein Verschmelzen mit einem anderen Menschen, um ein Aufheben der Ich-Grenzen, um ein Aufgehen in einem größeren Ganzen.

Meyer[20] sieht im mystischen und im erotischen Erleben sowie auch in der Entfremdungserfahrung antizipatorische Phantasien über den Tod. Kriterien dafür sind: Verlust der Ich-Grenzen, Erschütterung der Ich-Identität, Stillstand der Zeit. Diese Erfahrungen werden bald mehr unter Angst, bald mehr unter Faszination als Ausweitung der Persönlichkeit erlebt.[21] Meyer schließt sich George Bataille[22] an, wenn er sagt, dass durch die Realitäten des Todes und der Individualität ein diskontinuierliches Moment ins Leben des Menschen kommt, während angesichts der Vergänglichkeit gerade die Sehnsucht nach Kontinuität wächst. Eben diese Kontinuität wird in der Erotik und auch im mystischen Erleben erreicht. Dabei müssen aber Entgrenzung und Begrenzung in einen Rhythmus zueinander kommen, einander ablösen. Dieses Erleben der Kontinuität, des Eins-Seins, das ich eine optimale Symbiose nenne, bringt Meyer in Zusammenhang mit Tod und verweist damit auf das große Thema, das die Weltliteratur durchzieht: Liebe und Tod.[23] Im Moment des tiefsten Ganzheitserlebnisses, des größten Gefühls von Lebendigkeit wird auch die Anwesenheit des Todes gespürt, denn es wäre kein Erlebnis der Ganzheit, wenn nicht Leben und Tod miteinander darin erfahrbar wären. Rilke drückt diese Erfahrung in seinem Gedicht »Schlußstück«[24] aus:

»Der Tod ist groß.
Wir sind die Seinen
lachenden Mundes.
Wenn wir uns mitten im Leben meinen,
wagt er zu weinen
mitten in uns.«

Ähnliche Grenzerfahrungen, die mit erotischen oder mystischen Verschmelzungserlebnissen vergleichbar sind, können nach Meyer auch ganz spontan auftreten, etwa in einem Traum[25]. Jung würde in diesem Zusammenhang vom Erlebnis des »Selbst« sprechen[26], das »Selbst« verstanden als die Einheit und Ganzheit der Persönlichkeit, die weit über das bewusste Erleben hinausgeht und die in besonderen Momenten, sei es in einem Traum, sei es anhand einer Begebenheit im Alltag, erfahren werden kann als Entgrenzung des Ich, als Gefühl der Ganzheit, auch der Zeitentgrenzung, sodass die ganze Vergangenheit und die ganze Zukunft in diesem Moment, der zeitlos erlebt wird, da ist.

Dieses Erlebnis der Ganzheit gibt ein Gefühl des Getragenseins, des Ergriffenseins, der Bedeutsamkeit. Das »Erwachen« aus diesem Erlebnis macht das Erlebnis nicht zunichte, aber die Einsamkeit des Ich, das Zurückgeworfensein des Ich auf sich selbst wird nun schmerzlich erfahren; die Trauer um den Zustand der Ganzheit setzt ein, die Sehnsucht nach der entschwundenen Erlebnisfülle, damit verbunden auch die Sehnsucht nach Tod als einer möglichen Wiedergewinnung der verlorenen Ganzheit. Es ist eine Grundeinsicht Jung'scher Psychologie, dass eine Spannung besteht zwischen dem Erlebnis des »Selbst«, der Ganzheit, des Verschmolzenseins mit etwas, das mich übersteigt, das Bedeutung gibt, ergreift und ergriffen macht, und dem Erlebnis des Ich, das sterblich ist, wenig Kontinuität hat; das Ich, das mit diesem »Selbst« in Beziehung stehen muss, sich aber von der Faszination des »Selbst« nicht lähmen lassen, nicht etwa einer Todessehnsucht einfach nachgeben darf, sondern sich realisieren muss und kann. Aus diesem Grund, scheint mir, hat Jung auch keinen Todestrieb postuliert wie Freud. Man könnte vielleicht sagen, dass in diesem Konzept des »Selbst« die größtmögliche Libidosteigerung, der größtmögliche Drang zum Leben hin mit der Erfahrung von »Tod« vereinigt ist.

Interessant sind in diesem Zusammenhang die Arbeiten von Grof und Halifax. Sie arbeiteten therapeutisch mit unheilbaren Krebskranken. Dabei untersuchten sie die Wirkungsweise des LSD bei diesen Patienten. Sie stellten fest, dass sich bei jenen Patienten dramatische Veränderungen der Vorstellung von Tod und der Stellung zum Tod ergaben, die unter der Wirkung der Droge »das Erlebnis vom Ichtod machten, die Erfahrung der Wiedergeburt und der kosmischen Einheit«[27]. Der Tod verlor dadurch etwas von seinem Schrecken, die Möglichkeit einer Kontinuität über den Tod hinaus war für sie denkbar geworden, sie »entwickelten einen starken Glauben an die letztendliche Einheit der ganzen Schöpfung«[28].

Diese »kosmischen Visionen« kann man wohl mit dem Erlebnis des »Selbst«, so wie Jung es immer wieder beschreibt, in Verbindung bringen[29]. Die Symbiose mit dem »Selbst« hätte also einen heilenden und sinngebenden Aspekt. Den Weg aus dieser Symbiose finden wir leicht, wir fallen nämlich unfreiwillig immer wieder aus ihr heraus wie aus dem religiösen Erlebnis. Gerade deshalb kann die Sehnsucht nach dieser Symbiose gefährlich sein. Ich sehe in der Drogensucht eine solche Sehnsucht nach der Symbiose mit dem »Selbst«.

Die Symbiose wird aber nicht nur dort gelebt, wo ich sie für optimal halte, weil der Rhythmus von Symbiotisch-Sein, Sich-Loslösen und dann Sich-Weiterentwickeln gewährleistet ist. Wir übertragen vielmehr unsere Sehnsucht nach Symbiose auf alle möglichen Beziehungen. Ich halte sie auch dort nicht für falsch; problematisch wird es erst, wenn die Ablösung nicht erfolgt, meistens aus dem Grunde nicht, weil man das Gefühl hat, nicht genug Lebenssteigerung durch diese Symbiose bekommen zu haben, weil vielleicht ein Anspruch an Ganzheit gestellt wird, der in einer Symbiose nicht erfüllt werden kann.

Der Weg aus der Symbiose ist auch solchen Menschen schwer gemacht, denen eine Symbiose nie zugestanden wurde. Ein Kind, das nicht mit der Mutter verschmelzen darf, wird Schwierigkeiten mit der Entwicklung der Autonomie haben, ebenso wie ein Kind, dessen Mutter es nicht aus der Symbiose entlassen will.[30] Solche Erfahrungen werden einen Einfluss auf die Trennungserlebnisse und auf das Streben nach Autonomie im späteren Leben haben. Da das Streben nach Symbiose einerseits sowie nach Lösung und Individuation andererseits ein immer währender Rhythmus psychischer Entwicklung im Menschen ist, wären Schritte zur Individuation immer dann gefährdet, wenn eine Symbiose zu wenig zugelassen wird. Das kann auch heißen, dass sie am falschen Ort gesucht wird. Es könnte sein, dass wir unsere symbiotischen Bedürfnisse viel zu ausschließlich von einem Menschen erfüllen lassen wollen und so vielleicht das Bedürfnis der Verschmelzung mit etwas Transzendentem auf den Partner projizieren. Sicher ist es so, dass gerade durch das Erlebnis der Liebe die Verschmelzung mit etwas Transzendentem erfahren werden kann; aber es ist nicht der Partner selbst, der diese Sehnsucht erfüllen muss, es liegt in der Beziehung zum Partner, dass dieses transzendente Erleben aufscheinen kann. Wenn wir aber den Partner als den Menschen sehen, der uns unsere symbiotischen Bedürfnisse erfüllen muss, dann verlangen wir von ihm eine Größe und etwas Absolutes, das ihn überfordert.[31] Damit ist aber der Rhythmus von Symbiose, Loslösung und Individuation gestört, denn dann werden Zeiten von Loslösung, also von Distanz zum Partner, Zeiten, in denen man neue Züge entdecken kann, nur als Defizit erlebt, während sie gerade die Voraussetzung bieten könnten, um im alten Partner das Transzendente in einer neuen Art zu erfahren.

Es könnte also sein, dass dann, wenn die Befriedigung der symbiotischen Bedürfnisse am falschen Ort erwartet wird, die Phasen der Loslösung und der Individuation nur schwer zu erreichen sind. Es stellt sich natürlich die Frage, ob solche Menschen, die eine optimale Symbiose zulassen können, zugleich die Menschen sind, deren Trauererlebnisse ungestört verlaufen. Meines Wissens sind darüber noch keine Untersuchungen angestellt worden.

Ein weiterer Grund für das Verweilen in der Symbiose mit dem verstorbenen Partner wird die Angst vor der Zukunft sein. Wenn das Trauererlebnis wirklich eine starke Veränderung des Selbst- und des Welterlebens bedeutet, und darüber besteht wohl kein Zweifel, wenn wir zudem bedenken, wie chaotisch die Emotionen des Trauernden sind, dann ist es nicht verwunderlich, dass zunächst der Rückzug in die Symbiose angetreten wird. Dahinter steht ein sehr richtiger Impuls: Wenn wir die Symbiose mit etwas Transzendentem in unserem Selbsterleben als ein Gefühl von Ganzheit erleben, als ein Gefühl von Aufgehobensein und von größter Lebenssteigerung, dann wäre es richtig, diesen Zustand zu suchen, um nachher den Trauerprozess leichter durchstehen zu können. Durch die symbiotische Verschmelzung könnte sich der Trauernde vergewissern, dass er irgendwo in seinen menschlichen Möglichkeiten auch aufgehoben ist, dass er auch ein »Gehaltener« ist und dass er als ein letztlich Gehaltener, der die Möglichkeit der Lebenssteigerung hat, nun in den Strudel der Trauergefühle gerät, die Trennung vollziehen muss, Abschied nehmen muss, sich von unendlich vielen lieb gewordenen Gewohnheiten trennen muss. Aber auch hierbei kann die Symbiose am falschen Ort gesucht werden: nämlich mit dem Verstorbenen, mit dem Leben, das vorbei ist. Es ist so, als würden wir beim Suchen nach einem Objekt, mit dem wir symbiotisch verschmelzen können, immer zu kurz greifen und dadurch natürlich immer unbefriedigt bleiben.

Eine weitere Problematik, die bewirken kann, dass sich ein Mensch in der symbiotischen Beziehung mit dem Verstorbenen »versitzt«, ist darin gegeben, dass dieser Mensch sich schon zu oft trennen musste. Brown und Harris[32] wiesen, wie schon erwähnt, in einer Untersuchung nach, dass besonders Menschen, die in ihrer Kindheit einen ihnen nahestehenden Menschen verloren hatten, in der Folge viel sensibler als andere auf weitere Verluste und Trennungen reagierten und auch viel eher neurotische Symptome, insbesondere Depressionen entwickelten. Das symbiotische Verweilen beim Verstorbenen bewirkt, dass keine neuen Bindungen eingegangen werden müssen und dürfen; dadurch bleibt man auch von erneuten Trennungen verschont. Man begegnet also der Verlustangst, indem man sich ängstlich an das klammert, was bereits verloren ist. Dabei wird man aber emotional ausgetrocknet, das Leben wird leer, ohne Sinn. Gibt es aus diesen symbiotischen Beziehungen, die keinen Lebensanreiz mehr bieten, die nur noch ein Gefängnis sind, die keine Entwicklung mehr zulassen, Auswege?

Weil die symbiotische Beziehung mit dem Verstorbenen zu einem Gefängnis geworden ist, sowohl innerlich wie meistens auch äußerlich, da äußerlich oft eine soziale Isolierung eintritt, weil die Außenwelt diesen symbiotischen Bezug nicht akzeptiert, suchen die dermaßen in ihrer Trauer blockierten Menschen Hilfe. Die Wohnungen, die seit dem Tod des Betrauerten nicht verändert wurden, sind ein Bild für den Lebensstillstand des Trauernden. Die Ausstoßung aus der symbiotischen Situation erfolgt auch hier, wie meines Erachtens bei allen symbiotischen Beziehungen, gerade dadurch, dass die Symbiose übertrieben wurde. Um mit dem Verstorbenen symbiotisch bleiben zu können, wird dieser meistens sehr idealisiert. Dadurch werden die Aggressionen abgespalten, der Trauernde wird depressiv und sucht Hilfe. Indem Hilfe gesucht wird, tritt ein anderer Mensch ins symbiotische System ein. In solchen Fällen wird meistens die Hilfe eines Therapeuten gesucht. Die Therapie kann natürlich auf vielfältige Art versucht werden. Volkan, ein Spezialist auf dem Gebiet des »Nachtrauerns«, der dieses Nachtrauern in Kurztherapie (ungefähr 32 Stunden in zwei Monaten) durchführt, legt Wert darauf, dass in einer ersten Phase sofort unterschieden wird zwischen dem Verstorbenen und sich selbst. Er bringt also selber ein Stück Aggression in den Prozess hinein, indem er diese Trennung radikal fordert.

In einigen Fällen ist mir aufgefallen, dass in der Phase des Suchens, Findens und Sich-Trennens eine kurze symbiotische Phase mit dem verstorbenen Partner eintrat. Dieser wurde zum inneren Gesprächspartner, der sich aber mit der Zeit immer mehr veränderte und zu einer inneren »Begleitfigur« wurde, mit der der Trauernde auch wieder symbiotisch werden konnte. Besonders eindrücklich wurde mir das in der Therapie mit einer zweiundvierzigjährigen Frau, die sehr stark an ihrem Vater gehangen, ihn bis zu seinem Tod gepflegt und nie eine Beziehung zu einem anderen Menschen aufgenommen hatte. Sie wurde mir von einem Arzt wegen »Herzbeschwerden« überwiesen, für die keine körperliche Ursache gefunden werden konnte. Sie lebte in der Überzeugung, dass ihr Vater vom Jenseits aus für sie sorgen würde, dass ihr Leben so weitergehen könne wie bisher und dass das Trauern der andern Menschen eigentlich lächerlich sei. Diese hätten eben nicht genug Vorstellungskraft, um eine Beziehung über den Tod hinaus halten zu können. In ihren Träumen tauchte der Vater auf, der immer öfter von einer jungen Frau begleitet war, die zwar der Träumerin einerseits glich, andererseits aber auch so etwas wie eine »Gegenfigur« darstellte, die sich so benahm, wie sich die Träumerin nie benommen hätte. Diese Traumfrau setzte sich mit dem Vater auseinander, tanzte ekstatisch, flirtete mit Männern – kurz, tat all das, was die Träumerin, im Andenken an ihren Vater, ihrem Vater zuliebe, nie getan hatte. Diese Traumfrau strömte Kraft aus und wurde zu einer ganz wichtigen Gestalt für die Träumerin. Diese Traumfrau führte sie in jene Bereiche des Lebens ein, die zuvor durch die symbiotische Beziehung zum Vater ausgespart worden waren. Aus der Tochter wurde eine Frau, die symbiotische Beziehung zum Vater löste sich auf. Und dann fühlte die Träumerin, dass sie nun den Vater wirklich verloren, aber dafür unendlich viel an Leben gewonnen hatte.

Diese inneren Begleitfiguren, die meistens gleichgeschlechtlich mit dem Träumer sind, bringen oft das Stück Leben mit, das in der symbiotischen Situation vermieden worden ist; sie sind deshalb Angst auslösend, gleichzeitig aber auch sehr belebend. Es sind jene Seiten, die nicht gelebt werden durften und die sich zunächst als überzeugende Bilder in den Träumen manifestieren und zum Leben verleiten können. Hinter diesen Figuren steckt eine ungeheure Kraft. Diese inneren Begleitfiguren erinnern an magische Helfer in den Märchen[33], an Brudergestalten, wie etwa Gilgamesch und Enkidu[34]. Diese magischen Helfer, die im Märchen zunächst dargestellt werden als Tote, die den Lebenden noch etwas schuldig geblieben und deshalb nicht beerdigt sind, werden zu hilfreichen Gestalten, sobald jemand sie ausgelöst hat, sobald jemand dafür sorgt, dass der Tote wirklich tot sein darf, sobald die Ablösung eintritt. Zum Dank dafür verwickeln sie den Helden ins Leben, verhelfen ihm zu einer großen Ausweitung seiner Persönlichkeit – und werden dann nicht mehr gebraucht. Sie stellen sowohl Seiten des Helden dar, die er zunächst vom Leben ausgespart hat, wissen aber offenbar auch, was das Schicksal des Helden von diesem will. Sie stellen einen Aspekt dar, der weit über das Gewöhnlich-Menschliche hinausgeht, und werden als schicksalhaft erlebt.

So werden diese Figuren auch in den Träumen erlebt, und sie haben die Fähigkeit, den Träumer gerade in das Leben zu verwickeln, das er bisher vermieden hatte. Sie bringen meistens neue Verhaltensmöglichkeiten ein, Risikobereitschaft, eine gesunde Aggression, Lebensfreude und Freude am Körper und dadurch natürlich eine Steigerung des Selbsterlebens, die bewirkt, dass der Weg zurück in die Symbiose nicht mehr ständig gesucht werden muss. Der ausgelöste oder abgelöste Tote wird im Märchen zum »dankbaren Toten«, zum hilfreichen Begleiter. Das wird er auch in den Träumen, und das wird er auch im alltäglichen Erleben.

Oft ist in diese innere Begleitfigur auch die Person des Analytikers mitverwoben. In diesen Fällen scheint es mir wichtig zu sein, dass die Ablösephase der Therapie mit besonderer Sorgfalt wahrgenommen und gestaltet wird, damit die Trennung vom Therapeuten als Stärkung erlebt werden kann, damit Freude darüber erfahren werden kann, dass nun so viel Autonomie gewonnen ist, das Leben wieder ohne Hilfe bewältigen zu können. Es ist aber auch wichtig, dass der Träumer diesen inneren Begleiter als eine Gestalt erkennt, die für eine bestimmte Zeit die Aufgabe hat, ihn ins Leben zu verwickeln und ihn dadurch zu entwickeln, dass diese Gestalt aber ihrerseits eine psychische Wirklichkeit ist, über die nicht einfach verfügt werden kann, die auch wieder verschwinden wird, dass also auch hier Trennung notwendig sein wird. Sicher ist es so, dass immer wieder solche inneren Führergestalten auftauchen, wenn wir sie brauchen, dass wir sie aber nicht dabei behaften dürfen, uns immer in derselben Gestalt zu erscheinen. Gerade das tut der Mensch, der stärkere symbiotische Bedürfnisse hat: Er will auch mit diesen Figuren symbiotisch verschmelzen, was für eine gewisse Zeit sicher richtig ist und eine Lebenssteigerung mit sich bringt. Wenn aber dieser Mensch keine Veränderung zulassen will, wird auch die innere Begleitfigur, die zunächst voll Leben und voll Kraft war, zu einem leblosen Bild, das allenfalls noch viele Vorschriften und Regeln ins Leben hineinbringt.

Es gilt auch hier, den Rhythmus von Symbiose, Loslösung und Individuation zu wahren.

Es ist keineswegs so, dass nur der Trauernde in Gefahr wäre, sich in der Symbiose zu »versitzen«, bei dem zu bleiben, was vorbei ist, was nicht mehr verändert werden kann und nicht mehr verändert werden muss. Es ist vielmehr so, dass die Symbiose immer als Schutz gegen die Veränderung des Lebens gesucht wird, die Angst vor der ständigen Veränderung, vor dem ständigen Abschiednehmen-Müssen, vor dem ständigen »Sterben-Müssen« lässt uns das Bleibende suchen, das wir dann mehr als nur bleibend haben wollen. Diese Angst lässt uns die symbiotische Beziehung suchen, die uns vor dem natürlichen Rhythmus des Lebens »retten« soll.

Die Neigung des Trauernden, sich in eine symbiotische Beziehung mit dem Verlorenen zurückzuziehen, scheint mir existentiell am deutlichsten zu zeigen, dass wir gegen die radikale Aufforderung zur Veränderung das allzu lange Verweilen in der symbiotischen Situation setzen, das wir oft auch mit einem ungeeigneten »Wirt« gestalten wollen. Es wäre also unbedingt notwendig, dass wir jene optimale Symbiose finden könnten, die uns wirklich eine Ausweitung unserer Person und damit eine Steigerung unserer Lebendigkeit erlaubt und nicht die Einengung bewirkt, wie sie in vielen symbiotischen Situationen durch Anpassung erzwungen wird.

Die Freudenbiographie[1]

Es ist auffällig, wie wenig in der Psychologie und besonders in der Tiefenpsychologie von Freude gesprochen wird. Die Emotionen der Angst, der Trauer, des Zorns usw. sind wesentlich gegenwärtiger und besser erforscht, wobei die Angst eine zentrale Stelle einnimmt, ja geradezu das Wesen des Menschen erklären soll. Nun gibt es neben diesen Emotionen der Bedrücktheit natürlich auch andere, die den Grundton des Freudigen tragen und die ich gehobene Emotionen nennen möchte – und wir sehnen uns ja auch nach ihnen –: nach Freude, nach einem Zustand der Begeisterung, des Inspiriertseins, nach Hoffnung.

Diese gehobenen Emotionen werden aber nicht nur gesucht, sie sind uns in der Regel auch verdächtig: Wenn jemand sich freut, vielleicht auch etwas ausgelassen ist, fragen wir uns leicht, ob hier ein Problem abgewehrt wird, ob es sich um eine submanische Abwehr handelt. Ist jemand gedrückt, von Gram umwölkt, fragen wir uns kaum, ob es sich etwa um eine Abwehr von Freude handeln könnte. Beobachtet man, wie die Tiefenpsychologie mit den gehobenen Emotionen umgeht, so drängt sich der Gedanke auf, dass ein reifer Mensch oder auch ein Mensch auf dem Individuationsweg ein nur ernster Mensch ist, dass es sogar Ziel des Individuationsprozesses sein könnte, in tragischer Entsagung, im Bewusstsein der Schwere des Lebens – ohne dass man den heiteren, leichten Aspekt auch sähe – den Rest des Lebens hinter sich zu bringen.

Sprechen wir von Emotionen, dann sprechen wir von uns selbst, von unserer Identität, und wir erleben auch uns selbst unmittelbar, wenn wir eine Emotion von uns erleben, wahrnehmen. Anders ausgedrückt: Beim Erleben unserer Emotion geht es immer um unsere Identität, es geht immer auch um uns als Person. Wenn wir keine Emotionen mehr zulassen wollten, wenn wir versuchten, sie auszuschalten, dann wären wir Menschen, die sich nicht mehr betreffen lassen. Sich nicht mehr betreffen zu lassen würde heißen, sich nicht mehr zu spüren, aber auch keine Verantwortung zu übernehmen und nicht mehr zu handeln. Sehen wir etwas Schreckliches und lassen uns nicht davon betreffen, so wenden wir uns ab und gehen weg. Wir werden nicht handeln. Emotional betroffen zu sein ist die Voraussetzung dafür, dass wir auch Energien zum Handeln spüren. Das ist der Grund für das Anliegen vieler Therapieformen, die Emotionen erlebbar werden zu lassen. Aber Emotionen motivieren nicht nur, sie haben darüber hinaus auch in sich einen Wert. Mir ist es wichtig, dass wir Freude erleben, ohne dass wir daraus folgern, wir sollten uns verbrüdern oder verschwestern; das kann dann eine Folgeerscheinung sein. Sich freuen kann als Ichzustand angenehm und belebend sein, ohne jedes »um zu«. Emotion ist zuallererst eine Form des Selbsterlebens …

Psychologie der Emotionen

Wenn wir also von unseren Emotionen sprechen, sprechen wir von uns persönlich, von unserer Identität. Wir nehmen uns ernst. Wir nehmen auch den anderen ernst, wenn wir auf seine Emotionen hinhören. Emotionen haben aber auch immer etwas zu tun mit unserem Körper. Wenn wir eine sehr große Freude spüren, spüren wir sie auch körperlich: Der Puls geht etwas schneller, wir atmen tiefer, haben Lust, eine schnellere Gangart anzuschlagen usw. Ob ein Mensch sich freut, kann man in der Regel an seinem oder ihrem Gesicht ablesen. Auch das ist eine Körperwahrnehmung, mit der sich unter anderem die Ausdruckspsychologie befasst. Die Expression bzw. der Ausdruck von Emotionen erlaubt uns, Rückschlüsse auf die Befindlichkeit eines Menschen zu ziehen. Wir sind es gewohnt, Expression von Emotion ständig aneinander »abzulesen«. Auch wenn wir nicht verbalisieren, was wir »gesehen« haben, beziehen wir das Gesehene doch in unsere Reaktionen mit ein. So werden wir etwa weitersprechen, wenn wir sehen, dass wir Freude ausgelöst haben, wir werden das Thema ändern oder den Konflikt ansprechen, wenn wir Missfallen »lesen«. Erschwerend ist dabei, dass wir Emotionen nicht einfach sich ausdrücken lassen: Wir versuchen, sie zu kontrollieren. Die anderen Menschen sollen nicht in uns lesen können wie in einem geöffneten Buch. Kontrollieren wir aber unsere Emotionen zu sehr, so teilen wir den Mitmenschen nicht mehr mit, wie ihre Wirkung auf uns ist und wie wir uns fühlen. Wir machen es dann den anderen schwer, mitfühlend zu handeln.

Die Emotion hat also auch viel mit unserer Umwelt, mit unserer Mitwelt zu tun. Was wir Emotion nennen, ist im Grunde genommen ein ganz komplexes, kompliziertes Regulationssystem, durch das wir als Person in Auseinandersetzung mit der Innen- und Außenwelt stehen und einander immer auch etwas mitteilen über unsere Beziehung zu ihr. Das ist sicher am deutlichsten, wenn wir an Wut denken. Wut kann heißen: »Du, geh weg!« Wut kann auch heißen: »Du, beschäftige dich mit mir!« Auf jeden Fall hat sie Signalcharakter und sagt etwas über die jeweilige Beziehung aus. Versteht der eine Gesprächspartner Wut als Signal, den Platz zu räumen, der andere Gesprächspartner oder die andere Gesprächspartnerin aber als Signal, sich mehr miteinander zu beschäftigen, dann gibt es einen Konflikt: Affekte provozieren auch Konflikte.

Im Allgemeinen stehen Affekte und Emotionen … in keinem sehr guten Ruf. Nicht nur die Affekte der Gehobenheit, sondern die Affekte und Emotionen überhaupt. Man verbindet sie leicht mit Kontrollverlust, fürchtet, Menschen gerieten unter ihrem Einfluss außer Rand und Band. Wir haben alle gelernt, dass wir keine Affektdurchbrüche haben sollten und dass wir sie, wenn wir sie trotzdem haben, mit allen Mitteln doch noch kontrollieren sollten. Das erwarten wir auch von impulsneurotischen Menschen, also solchen Menschen, die beispielsweise Impulse zum Zerstören haben, diese nicht kontrollieren können, aus diesen Impulsen heraus alles zusammenschlagen und nachher todunglücklich darüber sind, weil sie das nicht gewollt haben – das ist die neurotische Form der Affektdurchbrüche.

An den Emotionen wird immer eher das Animalische gesehen, das Zerstörerische, sehr deutlich auch die Wut, die Aggression, der Ärger; und geht es um Begeisterung, wird rasch vom Fanatismus der Massen gesprochen usw.[2] Das Gefährliche an den Emotionen wird betont und nur wenig die Gefühle des Erhebenden oder auch die Gefühle der Fülle, die auch mit den Emotionen verbunden sind.

Rationalismus und puritanische Strömungen haben das Ihre noch dazu getan: Wenn die Emotionen moderat oder sehr sublimiert ausgedrückt sind, zum Beispiel in wunderschön gefühlvollen Texten, dann ist es in Ordnung. Sobald sie aber ein bisschen archaischer werden, dann wird es sehr schwierig mit ihnen. Diese Sicht macht auch vor den Therapien nicht halt. Es besteht im Grunde genommen eine große Angst vor archaischen Affekten, und jede Therapieform erlaubt Affekte nur innerhalb einer gewissen Bandbreite.

Affekte können auch sehr gefährlich sein: Aggressive Triebausbrüche sind sehr unangenehm und zerstörerisch, Begeisterung auf einem fanatischen Hintergrund kann ganze Völker zerstören. Ich möchte die Emotionen nicht verharmlosen: Emotionen zu haben bedeutet, dass etwas in uns in Bewegung gerät. Doch weil sie auch einmal übers Ziel hinausschießen können, machen sie Angst und werden zurückgehalten. Doch muss es nicht zwingend sinnvoll sein, sie ganz zu neutralisieren. Das hätte zur Folge, dass wir zu Menschen würden, die sich nicht mehr betreffen lassen und nicht mehr betroffen sind. Das Leben würde dann neutral erlebt, mit sehr viel Distanz. Es ginge dabei sehr viel an Zwischenmenschlichem verloren, und vor lauter Angst vor Nähe bestünden nur noch Mauern zwischen uns. Auch wenn wir versuchten, die Emotionen zu verdrängen, es gelingt uns nicht, im Gegenteil: Sie brechen dann erst recht in unser Bewusstsein ein – undomestiziert und daher umso gefährlicher. Wenn Eis gebrochen werden soll, dann muss man an den Emotionen arbeiten und sicher an der menschlichen Vermittlung der Emotion.

Die gehobenen Emotionen

Die gehobenen Emotionen: Freude, Inspiration, Hoffnung und andere machen weit, sie beschwingen uns, regen uns an, sie geben uns eine gewisse Leichtigkeit, aber sie schaffen auch Verbundenheit unter den Menschen. Das ist der Grund, weshalb ich gerade diese Emotionen als ausgesprochen wichtig empfinde. Ich glaube, dass man das Wesen des Menschen nicht nur von der Angst her definieren darf. Angst ist sicher etwas sehr Fundamentales, aber sie treibt uns oft in die Vereinzelung hinein. Angst lässt mich mich selbst spüren als einzelnen Menschen; sind wir freudig gestimmt, sind wir viel eher in der Lage, uns mit anderen Menschen zu verbinden. Das heißt aber auch, solidarisch zu sein.

Man hat Untersuchungen mit Kindern gemacht, denen man Filme zeigte. Eine Gruppe sah einen Film, der viel Freude auslöste, die andere Gruppe einen, der langweilte. Danach bekamen alle für diesen Filmbesuch etwas Geld. Beim Ausgang war eine Spendenkasse für arme Kinder aufgestellt. Die Kinder, die sich gefreut hatten, haben sehr viel mehr Geld gespendet als die Vergleichskinder, die einen langweiligen Film gesehen hatten. Die wollten das ganze Geld für sich behalten.[3]

An diesem Beispiel wird nicht nur deutlich, dass Freude Solidarität fördert, sondern auch, wie durch Emotionen manipuliert werden kann. Gelingt es, Menschen freudig zu inspirieren, so kann man sie auch leichter verführen, denken wir zum Beispiel an Massenhysterien. Aber auch das ist kein Grund, uns die erhebenden Gefühle, die wir haben können, zu versagen. Es ist immer mit allem im Leben auch eine Gefahr verbunden. Wenn man diese Gefahren immer meiden würde, dürfte man gar nicht leben. Es ist aber wichtig, die gefährlichen Aspekte wahrzunehmen, uns ihrer bewusst zu sein.

In unserer Gesellschaft muss man immer begründen, warum man Emotionen der Gehobenheit hat. Menschen, die freudig oder heiter sind und im Gefolge dieser Emotionen vielleicht auch optimistisch, müssen für ihren Optimismus Gründe angeben. Wenn wir dagegen pessimistisch gestimmt sind oder das Gefühl haben, uns an allem und jedem zu stoßen und auch von der Welt hart gestoßen zu werden, dann müssen wir dieses Lebensgefühl nicht begründen, denn dass alles kaputtgeht, das ist eigentlich klar. Aber wenn man sich freut, so muss man erklären, woher man nur diesen unverständlichen Optimismus nimmt. Dagegen wehre ich mich, denn wenn die Pessimisten recht hätten, müsste die Welt doch schon längst untergegangen sein. Ich meine nicht, dass es zum Besten um sie bestellt ist, aber sie lebt noch, und wir leben noch und könnten auch einiges verändern. Ich wehre mich dagegen, dass man das Gefühl des Bekümmert-Seins nicht begründen muss, sehr wohl aber das Gefühl des Gehobenseins.

Wenn wir Freude haben und zeigen, werden wir sehr leicht in die »naive Schublade« geschoben. Dabei ist es eigentlich schöner, mit freudigen, heiteren Menschen zusammen zu sein als mit umwölkten, bekümmerten, düsteren. Man traut jedoch diesen gehobenen Gefühlen nicht: Das geht so weit, dass Freude als verdeckte Angst gesehen wird, als eine Form der Abwehr im Sinne einer Reaktionsbildung. Man muss sich dann logischerweise der Frage stellen, welche Angst man gerade verdrängt. Eine solche Argumentation offenbart sehr viel Angst vor der Freude. Es ist natürlich vollkommen richtig, dass eine sehr laute Freude, die wenig vom Charakter der Freude hat, durchaus Angst zudecken kann. Ich erinnere mich in diesem Zusammenhang an eine Situation in einer Jugendgruppe, in der wir einen Streich ausgeheckt und ausgeführt hatten. Eigentlich hatten wir Angst bekommen, und doch haben wir uns einander alle versichert, dass wir einen »Mordsspaß« hätten an dem, was wir da getan haben. Und dadurch, dass wir es einander so sicher versichert hatten, kam so etwas wie Freude auf. Nach außen hat es vielleicht auch wie Freude ausgesehen, aber es war verdeckte Angst. Das heißt aber nicht, dass jede Freude verdeckte Angst ist.

Warum sind wir eigentlich geneigt, Freude eher als Emotion der etwas weniger kritischen Menschen anzusehen? Ein Aspekt dabei ist folgender: Freude wird oft mit Lust gleichgesetzt, obwohl Unterschiede bestehen. Freud hat das Lustprinzip dem Es zugeordnet, und insofern hat das Lustbetonte immer einen Beiklang von etwas Infantilem, nah verbunden mit Verantwortungslosigkeit, das bewusst gemacht werden müsste. Freuds kurze These zur Freude ist die, dass »Freude, Jubel, Triumph« dann sich einstellen, wenn ein »großer, lange unterhaltener oder gewohnheitsmäßig hergestellter psychischer Aufwand endlich überflüssig wird«[3]. Als Beispiel führt er die Freude eines »armen Teufels« an, der plötzlich zu Geld kommt und sich keine Sorgen ums tägliche Brot mehr machen muss. Die Abwesenheit von Bedrückung wird von Freud schon als Freude bezeichnet. Freude spielt denn auch in seinen psychologischen Überlegungen keine große Rolle.

Psychische Reife muss aber auch etwas mit glückhafter Entfaltung zu tun haben, mit dem Erlebnis von Vitalität, von Kraft – gewiss auch mit dem Aushalten von Angst, mit dem Aushalten von Trauer und Ärger, aber doch nicht primär. Wenn wir die Emotionen der Gehobenheit und der Fülle als Identitätserlebnisse nehmen, sind es zweifellos Erlebnisse von Vitalität, von Kraft.

Wie sieht es mit dem Stellenwert der gehobenen Emotionen bei Jung aus? Bei Freud ist das Lustprinzip dem Es zugeordnet. Bei Jung haben wir in der Archetypenlehre ein theoretisches Fundament für die Vielzahl der Emotionen.[5] Sieht man aber genau hin, dann spielt auch bei Jung die Auseinandersetzung mit Angst oder Spannung eine sehr große Rolle, während die gehobenen Gefühle und Stimmungen, wenn sie überhaupt erwähnt werden, leicht in die extravertierte Ecke abgeschoben werden. Jung unterscheidet ja zwischen der extravertierten und der introvertierten Haltung, wobei ein Mensch in der introvertierten Haltung mehr gegen innen, gegen die Psyche hin orientiert ist, in der extravertierten Haltung mehr auf die Welt bezogen. Introversion und Extraversion sind Pole, zwischen denen wir leben, einmal mehr in der Introversion, einmal mehr in der

Extraversion. In der Alltagspsychologie aber werden gewisse Menschen als introvertiert, andere als extravertiert abgestempelt, und Freude und Glück, die sich ja auch manchmal ein bisschen laut gebärden, werden dann der Extraversion zugeschrieben. Jung betont an vielen Stellen, dass die beiden Haltungen keinen Wertunterschied implizieren.[6] Im Laufe der Zeit hat sich aber unter den Menschen, die diese Begrifflichkeit gebrauchen, doch ganz klar die Auffassung herausgebildet, dass die Introvertierten die ernsthaften und die Extravertierten die heiteren, die mit dem leichten Sinn sind. Und aus dem leichten Sinn kann sehr schnell Leichtsinn werden. Wer aber möchte schon leichtsinnig sein oder als leichtsinnig gelten. So haben die gehobenen Emotionen auch im Umfeld der Jung'schen Psychologie wieder keine Fürsprecher.

Von der Freude, der Inspiration, der Hoffnung her erschließt sich uns ein ganz anderes Wesen des Menschen, nämlich seine Fähigkeit zu Solidarität und Mitmenschlichkeit. Es ist ganz deutlich, dass sich bei Emotionen der Gehobenheit unser Gemeinschaftsbewusstsein verändert. Wenn wir zum Beispiel zu einem Fest kommen, sehen wir vielleicht am Anfang die Leute eher kritisch an und fragen uns skeptisch, was das wohl werden wird. Wenn es dann wirklich ein Fest wird – das kann man ja nicht bewusst machen –, dann sind die Menschen plötzlich gar nicht mehr schrecklich. Was uns vorher zu bürgerlich erschienen ist, finden wir plötzlich originell, wir schauen dann nicht mehr so genau hin. Das Gemeinschaftsbewusstsein dominiert über die ängstliche Kritik. Und genau das ist es, was man den Emotionen der Gehobenheit vorwirft: Haben sie uns nämlich ergriffen, so erheben wir uns über die Härte des Alltags; wir werden kritiklos, hören auf, die Abgründe zu sehen usw. Wir sind unernst, wir springen über Gegensätze hinweg, wir lassen auch einmal fünfe gerade sein, wir denken nicht sehr nach, wir *sind* einfach.

Sofern es für uns nicht ausschließlich die Gefühle der Gehobenheit gibt, sind das alles sehr gute Zustände. Denn auch wenn wir immer alle Konflikte bis ins Letzte ausdiskutieren, wären wir doch nicht sicher, dass wir damit die Lösungen auch fänden. Muss man denn eigentlich immer reflektieren, darf man denn nicht ab und zu einfach *sein?*

Ein weiterer häufig vorgebrachter Vorwurf ist der, dass die Emotionen der Gehobenheit die Tendenz hätten, maßlos werden. Bei der Euphorie kann man das richtige Maß in der Tat durchaus verlieren. Man wächst dann über sich hinaus, lebt allenfalls auch über seine Verhältnisse. Aber auch die Emotionen der Bedrücktheit haben die Neigung, maßlos zu werden, doch das wird seltener kritisiert. Erlebt man etwa, wie eine Gruppe von Depressiven immer depressiver wird, dann könnte man auch hier von Maßlosigkeit sprechen. Da dies jedoch als irgendwie tragisch angesehen wird, empfindet man es als eine andere Art der Maßlosigkeit als bei der Euphorie, die nicht weniger bedrohlich ist.

Alle diese Einwände sprechen letztlich nicht gegen die gehobenen Emotionen, sondern vielmehr gegen die Unbewusstheit, die auch im Umgang mit gehobenen Emotionen verherrschen kann. Lasten wir sie jedoch den gehobenen Emotionen als solchen an, dann nehmen wir nicht ernst, dass glückhaftes Erleben auch ein bewusster und schöpferischer Umschlagspunkt im Leben eines Menschen sein kann. Es ist uns aus therapeutischen Prozessen vertraut, dass – halten wir die Angst oder die Verzweiflung aus – am Grunde der Verzweiflung die Wendung zu neuer Hoffnung eintreten, ein Durchbruch stattfinden kann, wenn auch nicht notwendigerweise muss. Deshalb werden in der Therapie die Menschen ermuntert, sich ihren Gefühlen, so unangenehm sie auch sein mögen, zu stellen. Aber auch Glück kann den entscheidenden Umschlag im Leben eines Menschen bewirken.

Denken wir zum Beispiel an eine Situation, in der wir sehr verliebt waren. Überlegen wir uns, ob da nicht auch etwas neu geworden ist in unserem Leben. Normalerweise erleben wir uns dann in einem Zustand, in dem wir den alten Adam, die alte Eva für einen Moment abstreifen und alles, was in uns angelegt ist, plötzlich leben können, weil uns jemand entgegenkommt und uns das Gefühl gibt: »Das alles bist du und vielleicht noch mehr. Du bist wunderbar und ganz und gar akzeptiert.«

Das sind Situationen von großem Glück, die in einem Leben wirklich eine Veränderung herbeiführen können.[7] Ich frage mich deshalb, ob wir therapeutisch manchmal weiterkämen, gelänge es uns, eine gewisse Freude zu stimulieren, statt weiter an einem Problem herumzuarbeiten, das wir im Moment nicht lösen können. Freude – so die allgemeine Ansicht – ist etwas, das uns geschenkt wird. Wir können Freude nicht machen. Wenn wir jemandem sagen: »Jetzt freue dich doch!«, dann ist das nicht möglich; Freude auf Befehl stellt sich nicht ein. Von unserem Erleben her ist Freude etwas, das uns zufällt. Meine Frage aber dennoch: Gibt es nicht doch Möglichkeiten, Freude zu stimulieren?

Was Freude auslöst

Freude ist oft ein Nebenprodukt unserer Bemühungen und Aktivitäten und tritt dann ein, wenn wir sie gar nicht unbedingt erwarten. Freude stellt sich meistens dann ein, wenn wir völlig aufgehen können in einer Aktivität. Damit wir in einer Aktivität aufgehen können, muss diese Tätigkeit uns herausfordern, sodass wir die eigenen Fähigkeiten ausschöpfen können. Das Ganzheitsgefühl, das wir dabei erreichen, wird von Csikszentmihalyi[8] Flow-Zustand genannt. Dieser zeichnet sich dadurch aus, dass Handlung auf Handlung folgt, ohne dass der Handelnde dabei bewusst eingreifen müsste. Dabei ist kaum eine Trennung zwischen ihm und der Umwelt, zwischen Vergangenheit, Gegenwart, Zukunft zu spüren. Um dieses Ganzheitsgefühl zu erreichen, das ein zentrales Gefühl im kreativen Prozess ist, überlassen sich die Menschen, wie der Autor herausgefunden hat, Tätigkeiten oder Aktivitäten (z.B. dem Tanzen, dem Klettern), die keine direkte äußere Belohnung bringen. Dieses Lebensgefühl selbst ist Belohnung genug. Aus Interviews schließt Csikszentmihalyi, dass Menschen, die etwas mit Freude tun, in einen Flow-Zustand geraten.

Man könnte ergänzend auch von der anderen Seite her argumentieren: Immer wenn wir in unserem Tun vollkommen aufgehen, dann erfüllt uns das mit Freude. Dabei kann es sich um Arbeit oder um Spiel handeln. Es geht um Selbstvergessenheit in großer Selbstgewissheit. Dass wir in einem Tun, einer Aktivität, einem Anblick aufgehen können, scheint eine grundlegende Voraussetzung für alle Situationen zu sein, die Freude auslösen, auch wenn sie von Mensch zu Mensch verschieden sind. Freude an der eigenen Kompetenz, an der eigenen Geschicklichkeit steht in Zusammenhang mit diesem Aufgehen in der Arbeit und im Spiel, steht aber auch in Zusammenhang mit der Freude am Erproben der eigenen Grenzen. Ein wichtiger Bereich, der große Freude auslöst, ist das Erfinden oder das Herausfinden von etwas. Der ganze Bereich der Kreativität ist hier angesprochen.

Ein anderer Bereich, der viel Freude bewirken kann, ist der Bereich der Beziehung, der körperlichen Liebe, der

Zärtlichkeit, des geselligen Beisammenseins. Auch das sind Aktivitäten, bei denen die Ichgrenzen gelockert werden, es sind Situationen des Verschmelzens und der mitmenschlichen Wärme.

In diesem Zusammenhang wird die Freude am Geben-Können oft erwähnt oder die Freude daran, anderen Menschen eine Freude zu machen. Überhaupt scheint die Freude anderer Menschen an uns unsere Freude an uns selbst sehr zu stimulieren. Freude am Geben-Können ganz allgemein, aber auch Freude am Empfangen von etwas Unverhofftem, sind in Beziehungen Freuden auslösend. Die Freude am Geben-Können, wobei Geben und Öffnen der Ichgrenzen zusammenwirken, kann allerdings auch dazu führen, dass wir in der Freude mehr geben, als wir geben wollen, mehr preisgeben auch, als wir wollen.

Besondere Freude entsteht in Beziehungen, wenn in den Beziehungen und durch die Beziehungen etwas wächst: Ideen, sichtbare Veränderungen im Beziehungsverhalten usw. Damit wird deutlich, dass Freude nicht nur Ausdruck der Stimmigkeit von Person, Umwelt, Mitwelt und Innenwelt ist, sondern dass dazu das Moment des »Mehrens« kommt, des Mehr-Werdens.

Ein anderer großer auslösender Bereich für Freude ist der der sinnlichen Genüsse: Essen, Trinken, Sexualität, aber auch das Wahrnehmen der Natur, das Wahrnehmen der Kunst, das Anschauen von Dingen und Menschen, die uns als schön erscheinen.

Wesentlich scheint mir zu sein, dass wir nicht nur die großen Freuden als Freude wahrnehmen, sondern dass uns bewusst wird, wie viele kleine Freuden wir immer wieder erleben, die vielleicht belanglos wirken und doch nicht belanglos sind: etwa die Freude an dem wunderbaren Duft des Basilikumkrautes – bewusst wahrgenommen. Während wir uns freuen, reflektieren wir nicht über uns – wir freuen uns. Es ist aber wichtig, dass wir uns zunehmend mehr bewusst werden darüber, dass wir uns jetzt gerade für einen Moment gefreut haben.

Csikszentmihalyi hat untersucht, wie der Entzug von kleinen Flow-Erlebnissen im Alltag wirkt, und hat festgestellt: »Wer alles nichtinstrumentelle Verhalten einstellt, fühlt sich müde, schläfrig, weniger gesund und angespannt. [...] Man beurteilt sich selber unter solchen Bedingungen schlechter und fühlt sich vor allem weniger kreativ und vernünftig.«[9]

Für unsere psychische Ausgeglichenheit scheinen gerade auch die kleinen Freuden, die zweckfreien Tätigkeiten unsere Nischen des Glücks, die wir uns zu schaffen wissen, wesentlich zu sein.

Die Rekonstruktion der »Freudenbiographie«

Wenn wir von unserer Biographie sprechen, dann werden vergangene Ereignisse – die Ereignisse »von damals« –, damit verbundene Gefühle, Hoffnungen und Wünsche, aber auch Beziehungsverhalten wiederbelebt. Vergangenheit wird in der Gegenwart so lebendig, dass wir oft auch von ihr eingeholt werden: Sie kann erneut emotionell erlebt werden.

In diesem Zusammenhang bedeutet Erinnern, sich mit der Vergangenheit zu identifizieren – wir sind ganz eins mit der Person, die wir damals waren –, zugleich aber auch, sich von der Vergangenheit zu distanzieren – wir sind auch anders geworden, können mit Distanz zurücksehen. Sich zu identifizieren und sich auch zu distanzieren, das sind die wesentlichen Bewegungen des Bewusstwerdungsprozesses.[10]

Normalerweise haben wir im Alter von dreißig oder vierzig Jahren unsere Biographie schon unendlich oft erzählt.

Oft haben wir sogar eine »Biographie zum Erzählen« geschaffen, die mit dem wirklichen Lebenslauf mehr oder weniger Ähnlichkeit hat, je nachdem wie sehr oder wie wenig spielerisch und phantasievoll wir sind oder welche Bedürfnisse des Vorzeigens, des Sich-Zeigens wir haben. So sagt Max Frisch: »Jeder Mensch erfindet sich früher oder später eine Geschichte, die er für sein Leben hält ...«[11]

Wenn wir nun unter einer bestimmten Perspektive, einer bestimmten Fragestellung die eigene Biographie wieder ansehen, können ganz andere Aspekte zum Vorschein kommen als bisher. Auch Lebenseinschnitte, die wir früher gar nicht wahrgenommen haben oder Übergänge, die uns immer als ganz normal erscheinen, können dadurch heller ins Licht treten. Wenn wir nun versuchen, eine Freudenbiographie zu rekonstruieren, nehmen wir uns aus den gewohnten Biographie-Geleisen heraus, auch aus den gewohnten Begrifflichkeiten. So finden wir nochmals eine neue Geschichte von uns, vielleicht erfinden wir sie auch.

Normalerweise erzählen wir unsere Anamnese unter dem Aspekt von Schwierigkeiten: Wir erzählen, wie die Schwierigkeiten, die wir heute haben, geworden sind. Die Freudenbiographie dagegen richtet ihren Blick auf eine ganz andere Fragestellung: Wie habe ich Freude erlebt in meinem Leben? Wie habe ich sie abgewehrt? Wie wurde sie mir verwehrt? Und: Was ist aus der Freude im Laufe des Lebens geworden? Ist sie weniger geworden? Ist sie mehr geworden? In der Regel werden ganz andere Aspekte der Persönlichkeit beleuchtet als bei einer normalen Anamnese-Erhebung, dennoch werden durchaus auch wichtige Veränderungen sichtbar, ja in ihrer emotionalen Bedeutung sogar greifbarer, als wenn wir eine übliche Anamnese vor uns haben.

Der Sinn einer solchen Rekonstruktion der »Freudenbiographie« liegt nicht nur darin, herauszufinden, was aus unserer Freude im Laufe des Lebens geworden ist, sondern auch darin, dass wir uns immer wieder mit Freudensituationen der Vergangenheit identifizieren: uns beispielsweise mit uns selber als freudigem Kind identifizieren oder eben – wenn wir die Freuden, die es in unserem Leben gab, gesammelt haben – mit uns selbst in unserer ganzen Entwicklung als freude-fähige Menschen.

Die Mittel für die Rekonstruktion einer solchen »Freudenbiographie« sind einmal die Erinnerungen, die wir selbst haben. Dann sind es die Erinnerungen anderer, die wir erzählt bekommen. Denn vieles, das wir für unsere eigene Erinnerung halten, ist Erzählung vom anderen Menschen: von Eltern, Geschwistern, Schulkameraden, Freunden. Fotografien, Tagebücher, alte Spielsachen können Träger von Erinnerungen an erlebte Freude sein. Zeichnungen und Bilder freudiger Momente oder auch Freudenträume können uns weitere Bereiche der Freude erschließen.

Freude und Erinnerung haben grundsätzlich viel miteinander zu tun, deshalb bietet es sich auch geradezu an, die Rekonstruktion der »Freudenbiographie« zu erstellen.

Es gibt einen Text im Tagebuch von Max Frisch: »Glück als das lichterlohe Bewusstsein: Diesen Augenblick wirst du niemals vergessen. Der Anblick ist da, das Erlebnis noch nicht. Man gleicht einem Film, der belichtet wird; entwickeln wird es die Erinnerung.«[12]

Mir scheint das ein ganz wichtiger Text im Zusammenhang auch mit Freude zu sein. Glück – als ein äußerster Pol der Freude – wird mit dem »lichterlohen Bewusstsein«, dass dieser Moment unvergesslich sein wird, in Verbindung gebracht. Hinterher wird uns eigentlich erst bewusst, was in diesem Moment wirklich geschehen ist, was so wichtig war, und in der Erinnerung an die Freude nehmen wir diese erst recht wahr, erleben sie, kosten sie aus; und in der Erinnerung gestalten wir sie dann auch weiter aus. Wir kennen wohl alle die Erfahrung, dass man mit einem Menschen zusammen etwas sehr Schönes erlebt hat und danach einen Brief schreibt, in dem alles, was so schön gewesen ist, nochmals beschrieben wird. Kommt dann ein ähnlich freudiger Brief zurück, dann wird die Freude noch einmal in der Erinnerung lebendig und auch als wirklich bestätigt. Man macht einander das Erlebnis bedeutsam und lieb und verstärkt einander die Freude. Dennoch spielt die Erinnerung beim Erleben der Freude nicht eine so große Rolle wie das Wahrnehmen der freudigen Situation selbst. Können wir die freudige Situation nicht wahrnehmen, ist auch nichts da für die Erinnerung.

Eine Übung, die bei dem Versuch, die »Freudenbiographie« zu rekonstruieren, helfen kann:

- Versuchen Sie, sich eine Freudensituation vorzustellen. Es kann dabei hilfreich sein, sich mit einer imaginativen Technik in die Körperbewegungen des kleinen Kindes einzufühlen, das Sie waren.
- Erinnern Sie sich an Körperbewegungen, die Freude gemacht haben.
- Falls Ihnen nicht spontan weitere Erlebnisse aus dem späteren Leben einfallen, gehen Sie chronologisch vor und versetzen Sie sich in Freudensituationen, die Sie als Schulkind, dann mit 12, mit 14 usw. Jahren erlebten.
- Erinnern Sie eine Körperbewegung, die Sie als Kind besonders geliebt haben. Wie nehmen Sie dabei Freude wahr?
- Versetzen Sie sich in die Rolle des Kindes. Wie haben Sie Ihre Freude ausgedrückt? Waren Menschen da, denen Sie die Freude gezeigt haben? Oder waren keine Menschen da? Was haben Sie dann mit Ihrer Freude gemacht?

- Gibt es eine Beziehung zwischen dieser Freudenerfahrung und Ihrem heutigen Leben und zu Ihrer Art heute, Freude zu erleben, auszudrücken oder nicht auszudrücken?

Die Bereitschaft, neu geboren zu werden[1]

Landnahme im unbekannten Land

Im Zusammenhang mit den persönlichen Mutter- und Vaterkomplexen ist die Notwendigkeit der altersgemäßen Ablösung wesentlich. Viele Probleme, persönliche und solche im privaten Beziehungsbereich, aber auch im politischen Bereich, hängen damit zusammen, dass die notwendigen Ablösungen nicht geleistet sind. Damit ist nicht gemeint, dass wir uns ganz und gar von den Elternkomplexen ablösen könnten, aber es ist möglich, sich jeweils mit den Aspekten auseinanderzusetzen, die uns als »immer gleiche Schwierigkeiten« im Leben begegnen. Besonders zu beachten ist auch, wie sehr wir oft mit dem Mutter- oder Vaterpart unserer Komplexe identifiziert sind, ohne es zu »wissen«. Sind wir zu wenig abgelöst, dann leben wir unser Leben unter den immer gleichen Befürchtungen und mit den immer sich gleichenden Erwartungen, die irgendwie an der Realität vorbeigehen; eventuell bauen wir riesige Kompensationsstrukturen auf, in die wir viel Zeit unseres Lebens investieren und die uns letztlich doch unbefriedigt lassen. Möglicherweise haben wir sogar diffuse Schuldgefühle dabei, zu Recht, weil wir nicht wir selbst sind, weil wir nicht – in einem kontinuierlichen Prozess der Entwicklung – immer mehr wir selbst werden, sondern unter dem »Schutz« unserer Komplexe die bleiben, die wir nicht wirklich sind. Sich selbst zu verpassen im Leben ist wohl eine große Schuld – unser Unbewusstes reagiert in der Regel darauf. So besehen könnte man den ganzen Lebensprozess, wie Fromm das vorschlägt[2], als einen Geburtsprozess verstehen, jede Stufe des Lebens ist also vorläufig zu betrachten, letztlich mit dem Ziel, »geboren zu werden, bevor man stirbt«.

Diese Bereitschaft, immer wieder neu geboren zu werden, wäre die Bereitschaft, immer wieder die Gewohnheiten, die sich aus den vertrauten Komplexprägungen ergeben, in Frage zu stellen; es bedeutet aber auch, Sicherheiten aufzugeben. Es braucht dazu Mut, sich von anderen Menschen zu unterscheiden, Mut, sich immer wieder zu trennen und sich neu wieder einzulassen. Die Ablösungsthematik ist bei Mutter- und Vaterkomplexen gleichermaßen eine Trennungsproblematik, bei der man unterschiedliche Lebensräume hinter sich lässt oder sie zumindest nur in veränderter Form mit sich nimmt. Es geht um Landnahme im »unbekannten Land«, und bei dieser Landnahme kann man sich nur auf die eigenen Gefühle, das eigene Denken, das eigene Träumen verlassen und auf die eigene Fähigkeit, immer wieder neu in Beziehungen zu Mitmenschen einzutreten. Oft ist dazu auch ein Entschluss nötig: sich einfach auch einmal auf die eigenen Gefühle zu verlassen, auf das eigene Denken, auch wenn nicht ausgemacht ist, dass sie nun wirklich stimmen – stimmiger für uns selbst als das Denken und die Gefühle der anderen Menschen für uns werden sie allemal sein.

Das Ziel des Ablöseprozesses wäre es, dergestalt im Leben zu stehen, dass uns zwar unsere Komplexprägung durchaus anzumerken ist, dass wir aber gelernt haben, unsere eigenen Sätze – anstelle der Mutter- und Vatersätze –, unsere eigenen Gefühle angesichts einer bestimmten Situation zu spüren, anstelle der Gefühle, die aus den Komplexen resultieren. Die können wir daran erkennen, dass sie sich schon immer so fatal geglichen haben und sich immer noch gleichen. Zu lernen ist vor allem, dass wir ernsthaft, zumindest gelegentlich wirklich »ich« sagen und es auch meinen, statt in einem »man« unterzugehen, das so deutlich Ausdruck des kollektiven Aspekts der Komplexe ist.

Dann wird es uns auch möglich sein, in unserem Gegenüber ein Du zu sehen, zu dem wir uns in Beziehung setzen können, dessen Reichtum wir auf uns wirken lassen können, weil wir nicht einfach Aspekte unserer Komplexe projizieren und sie dort befriedigt sehen oder unsere üblen Erwartungen bestätigt haben wollen.

Auf der politischen Ebene würden Menschen, die sich hinreichend von den Mutter- und Vaterkomplexen abgelöst haben, mehr Eigenverantwortung wahrnehmen, nicht immer darauf warten, dass Mütter oder Väter endlich etwas tun, um sie dann gleich dafür zu kritisieren. Ich könnte mir vorstellen, dass man dann Politikerinnen und Politiker eher in einer geschwisterlichen Position sähe als die, die jetzt gerade daran sind, das Zusammenleben im großen Stil zu planen und zu organisieren, und die auch wieder von anderen abgelöst werden könnten. Und Politiker und Politikerinnen können sich, wären sie nicht identifiziert mit den Elternkomplexen, auch mehr aus einer »geschwisterlichen« Position sehen. Es ist ein mühsamer Prozess, sich abzulösen, das Prinzip Verantwortung, das daraus erfolgt, ist ebenfalls mühsam: Der Gewinn aber ist, dass wir das Gefühl haben, unser eigenes Leben zu leben. Das ergibt eine Erfahrung der Echtheit, des guten Selbstwerts und eine Sinngewissheit. Das wiederum bedeutet, dass wir mit mehr Energie im Leben stehen und interessantere Menschen sind.

Prinzip Leistung – Prinzip Teilhabe

Zum Schluss möchte ich das Thema noch von einer kollektiven Perspektive aus angehen:

Haerlin[3] unterscheidet das Teilhabe-Ich vom Leistungs-Ich, und er sieht die Problematik und das Unglück von uns heutigen Menschen darin, dass wir so sehr auf das Leistungs-Ich setzen und so wenig auf das Teilhabe-Ich. »In der Sackgasse, in der unser Leistungssystem steckt, ist eine Sehnsucht nach teilhabendem Bewusstsein entstanden.«[4] Dem System Leistung gehören die »machbaren Aktivitäten und die gemachte Welt an … Dem System Teilhabe … ist alles Selbstgegebene zugeordnet«.[5] Er erwähnt dabei den Atem, den Schlaf, die Träume. Daran hat unser Ich teil, das ist nicht machbar.

Das teilhabende Ich hat ein Grundgefühl der Daseinsberechtigung und dadurch auch das Recht, an allem in der Welt teilzuhaben, aber sich auch als ein Teil von allem zu verstehen. Dabei ist die Welt sehr groß, sie kann für dieses Ich durchaus ins Transpersonale erweitert werden. Das Teilhabe-Ich wäre also ein Ich, das sich in meiner Terminologie vom ursprünglich positiven Mutterkomplex überwiegend getragen weiß und sich deshalb auch dem »Leben« überlassen kann. Das Ich nun, das sich für schlecht hält, so Haerlin[6], und das ist in meiner Terminologie Ausdruck für einen ursprünglich negativen Mutter- oder Vaterkomplex, empfindet keine Daseinsberechtigung. »Ist das Sein nicht gut, muss die Leistung gut sein.«[7] So entsteht aus dem Gefühl heraus, kein gutes Ich zu sein, kein gutes Selbst zu sein, ein Mensch, der durch das Erbringen einer Leistung immer wieder beweisen muss, dass er oder sie doch eine Daseinsberechtigung hat. Die Leistung erfolgt dann nicht aus Freude an einer Aktivität, sondern sie muss erfolgen aus einem inneren

Zwang, und sie muss auch sichtbar sein, messbar, vergleichbar mit den Leistungen von anderen Menschen. Damit im Zusammenhang stehen die vielfältigen Formen des Entwertens der Leistungen der anderen – es geht ja letztlich nicht um die Leistung, sondern um die Daseinsberechtigung, die offenbar besser ist, wenn man die anderen überragt. Damit verbunden sind auch alle die Strategien, wie Menschen versuchen, den Selbstwert anderer zu schmälern, und damit eine Schwächung der Energie von allen herbeiführen. Und der Schluss, den Haerlin zieht: »Die Krise des teilhabenden Bewusstseins ist die Krise des Weiblichen und der weiblich wahrgenommenen Welt. Das Leistungsbewusstsein ist die Geschichte der Mutterlosen, Unweiblichen.«[8]

Haerlin diagnostiziert mit anderen Worten unsere Welt als vaterkomplexige Welt, in der eine grundsätzliche Ungeborgenheit vorherrscht, die aus der Entwertung der mutterkomplexigen Welt erfolgt mit der immer wieder geforderten Ablösung nur aus dieser Welt. Die vaterkomplexige Welt ist es, die zu unseren Leistungs- und Überforderungsstrategien führt, kein volles Menschsein zulässt und auf der Beziehungsebene, aber auch in unserem Verhältnis zu uns selbst und zu unserer Welt zu sehr problematischem Verhalten führt.

Es besteht eine kollektive Sehnsucht nach der Welt des positiven Mutterkomplexes, nach der Welt der Teilhabe, nach »Anima«. Diese Sehnsucht ist besonders unter den Frauen sehr deutlich. Diese Welt wird immer noch entwertet, als »gefährlich, bedrohlich, verschlingend, chaotisch« genannt – und was der Metaphern der Angst mehr sein mögen, die damit in Zusammenhang gebracht werden. Der Vaterkomplexwelt wird dann im Gegenzug etwa Befreiung, Ordnung, Klarheit attestiert. Von diesen Zuschreibungen, die einmal die herrschenden Herrschaftssysteme festschreiben, zum anderen aber auch ganze Lebensbereiche, die für das Wohlergehen der Menschen wichtig sind, verschließen, müssen wir wegkommen.

… Die kollektive Sehnsucht nach dem positiven Mutterkomplex ist sehr ernst zu nehmen und nicht einfach als eine Sehnsucht nach dem Paradies zu verstehen, die dann sogleich wieder als Illusion abgetan werden muss, sondern als eine Sehnsucht nach vielfältigsten Lebensräumen und Lebensgefühlen, die auch ihre Berechtigung und eine große Bedeutsamkeit haben.

Das Fremde als das Faszinierende und Unheimliche[1]

Zum Schatten

Das Fremde verführt oder zwingt uns dazu, unsere gewohnten Grenzen zu überschreiten, das Fremde verändert unsere Identität. Das, was uns aus dem Unbewussten entgegenkommt als Ahnungen, als Hinweis in den Träumen, dass etwas uns noch Fremdes bewusst werden will, wird uns verändern, nicht sprunghaft meist, sondern nach und nach. Je sicherer wir uns in unserer Identität fühlen, je mehr innere Freiheit wir haben, umso weniger werden wir dieses Fremde verschatten müssen, umso eher werden wir davon fasziniert sein. Wenn wir uns aber verunsichert fühlen in unserer Identität und ein labiles, leicht zu erschütterndes Selbstwertgefühl haben, wird uns das Fremde ängstigen, und wir werden es aus der Angst heraus als etwas Bedrohliches erleben und uns entsprechend verhalten. Die beiden Emotionen, die im Zusammenhang mit dem Fremden auftreten, sind also Faszination und Angst.

Faszination ist ein Gefühl, das uns in unbekannte Räume zieht, das uns mit einem Bann belegt, der uns unerbittlich dazu drängt, dieser Attraktion nachzugehen. Dabei ist Hingabefähigkeit gefordert: Diese unbekannten Räume müssen mit viel Geduld ausgekundschaftet, ergründet werden, bis sie ein Geheimnis unseres Lebens freigeben. – Das kann unter Umständen das ganze Leben dauern.

Faszination hat nicht unbedingt einen guten Ruf, denn von ihr weiß man, dass sie einen wegträgt, eben mit einem

Bann belegt – das lateinische Wort »fascinare« wird mit »verzaubern« und »verhexen« übersetzt. In der Faszination kommt uns das Unbekannte, das Fremde mit einer großen energetischen Anziehung entgegen, umgekehrt fasziniert nichts, was nicht wenigstens noch ein bisschen fremd ist. Dieses Fremde, das kann ein Land sein, das kann ein Mensch sein, das kann eine Idee sein, das kann eine Phantasie sein. Solange wir davon fasziniert sind, so lange ist das Geheimnis, das das Fremde enthält, noch nicht ganz preisgegeben.

Da wir oft etwas uns Unbekannt-Anziehendes aus unserer Psyche auf dieses Fremde projizieren, begegnen wir in ihm unserer eigenen Psyche: In der Faszination kommt uns aus der Mitwelt unsere Innenwelt entgegen, und wir wissen oft nicht, ist es jetzt das Äußere, was mich fasziniert, oder das, was ich hineinlege.

Als Symbol des Fasziniertseins kennen wir das Motiv der Leine, auch den goldenen Faden oder die goldenen Fesseln, durch die Menschen sowohl gebunden als auch gezogen sind. Das Handwörterbuch des deutschen Aberglaubens sagt, der Faszinierte sei wie mit einer unsichtbaren Schlinge gebunden, an der auch noch gezogen werde. Wer oder was zieht uns denn da? Es ist das Fremde in der eigenen Seele, das uns zieht, das Fremde, das eingemeindet werden muss, diese fremden Seiten in uns, die ins Bewusstsein kommen müssten.

Bei diesem Fremden kann es sich um Verdrängtes handeln, dem wir uns entfremdet haben, es kann aber auch um zukünftige Entwicklungsmöglichkeiten gehen. In der Jung'schen Psychologie wird in diesem Zusammenhang einerseits vom Schatten gesprochen, andererseits von Anima und Animus. Anima und Animus sind Archetypen des geheimnisvollen Fremden oder der geheimnisvollen Fremden, die

die Beziehungen im weitesten Sinne regulieren: Beziehung zur Innenwelt, Beziehung zur Außenwelt, Beziehung zum Du, unsere Liebesbeziehungen, aber auch unsere Beziehung zu unserer eigenen Mitte.

Der Zusammenhang ist der: Das Fremde erscheint uns zuerst als Schatten, aber hinter dem Schatten sind ganz andere archetypische Kräfte am Werk. Wenn wir nun den Schatten im Sinne des Fremden abwehren, wenn wir vor ihm Angst haben, dann werden wir zu den faszinierenden inneren Seelenbereichen, die viel Entwicklungsmöglichkeiten, auch aus den Elternkomplexen[2], zulassen, keinen Zugang finden.

Wir können uns natürlich den faszinierenden Inhalten nicht einfach kritiklos überlassen, denn diese ziehen uns auch von der Realität weg. Wir können bei uns selbst nachprüfen, welchen Sog eine vergangene Faszination hatte, welchen Sog eine aktuelle Faszination hat. Um diesem Sog etwas entgegenzusetzen, müssen wir wissen, von was wir fasziniert sind, und herausfinden, was diese Faszination für unser alltägliches Leben bedeutet. Das heißt konkret: einerseits sich der Faszination hingeben und andererseits sie auch immer wieder dem alltäglichen Leben eingemeinden. Es ist ebenso gefährlich, der Faszination nicht zu folgen, wie ihr unkritisch nachzugeben.

Wehren wir die Faszination ab, kommt das einem Entwicklungsstillstand gleich. Da wird das Leben wie eingefroren, da entsteht ein Zustand der Unlebendigkeit, der Depression, der Resignation und sehr oft einfach der Langeweile. Es ist aber auch klar, dass kein Mensch sich unbegrenzt auf Fremdes einlassen kann. Wir brauchen einen sicheren Boden, von dem aus wir das Fremde in dem uns zuträglichen Maß immer wieder zulassen können.

Die Faszination holt uns also hinaus in das Fremde unserer Persönlichkeit. Sie hat Wandlung der Identität zum Ziel und kann daher leicht zu einem Identitätsproblem führen. Dann ängstigt uns die Faszination, und wir wehren sie ab. Oder anders gesagt: Die Faszination hilft uns, die Angst vor dem Fremden, die immer in einem gewissen Maß vorhanden ist, zu überwinden, indem wir sie zunächst »überspringen«. Mit der Angst ist aber doch irgendwann wieder zu rechnen, spätestens dann, wenn die Konsequenzen der Faszination sichtbar und spürbar werden. Stellen wir uns eine zwingende, aber problematische erotische Faszination vor: Da ist jemand fasziniert von einem Menschen, den er oder sie überhaupt nicht akzeptieren kann, weil an diesem Menschen alles Mögliche falsch ist. Aber trotzdem besteht eine so ungeheure Faszination, und sie zwingt ihn, einige Ansichten über sich selbst und über das Leben zu revidieren. Schattenakzeptanz ist gefragt.

Wir dürfen uns Faszinationen nicht einfach als »schön« vorstellen, es gibt durchaus verschattete Faszinationen, dann erlaubt es uns die Kraft der Faszination nicht mehr, dass wir uns von ihr distanzieren. Und da geraten wir dann in Gefahr, unseren guten Ruf zu verlieren, Geld zu verlieren, einen geliebten Menschen zu verlieren. Wir verlieren auch das alte Selbstbild, aber wir werden lebendiger dabei.

Das Fremde als das Unheimliche

Ist das Selbstwertgefühl zu gering, so wird die Angst zu groß, wird die Identitätsunsicherheit zu groß, und die Folge ist, dass wir das, was uns eben noch faszinierte, verteufeln oder verhexen, es zum Schatten erklären. Das Fremde wird durch die Angst zum Bösen; Hexe und Teufel waren die Projektionsträger des Bösen im Mittelalter – und sind es manchmal immer noch. Die Faszination ist numinos. Wenn etwas Numinoses bedrohlich wird, dann brauchen wir zur Erklärung die alten Kategorien von Hell versus Dunkel, von Gut und Böse, und infolgedessen wird dann die Faszination als böse bezeichnet.

Das Fremde hebt ab gegen das Bekannte, gegen das Bewusste, gegen das, was uns schon zur Heimat geworden ist. Freud ortet in einem Aufsatz[3] das Unheimliche dort, wo man kein Heim und keine Heimat hat. In diesem Aufsatz setzt er das Unheimliche und das Fremde in einen Gegensatz zu heimlich, heimisch, vertraut. Das Neue an sich ist nicht unheimlich, meint Freud, zum Neuen, Unvertrauten muss noch etwas dazukommen, damit es unheimlich wird. Seiner Theorie gemäß ist dieses Etwas das Verdrängte. In der Jung'schen Theorie findet sich im Unbewussten nicht nur das Verdrängte, es sind auch all die Entwicklungsimpulse da, die wir im Bewusstsein noch nicht wahrnehmen können. Deshalb kann das unheimliche Fremde auch ein Anruf des Lebens an uns sein, es kann eine künftige Entwicklung anzeigen. Ob das Fremde eher als unheimlich oder als faszinierend erlebt wird, hängt meiner Ansicht nach davon ab, ob wir einen kohärenten Ichkomplex und damit eine relativ sichere Identität entwickelt haben, die auch in Frage gestellt werden kann.

Aber es gibt noch einen anderen wichtigen Aspekt, warum das Fremde uns so leicht unheimlich wird: Unheimlich ist uns, was mit Bedrohung, insbesondere mit der grundsätzlichen Bedrohung des Lebens, mit dem Tod zu tun hat. Im Fremden sehen wir oder erahnen wir letztlich auch den Tod als das ganz Fremde, das auf uns wartet. Die Tatsache, dass wir sterblich sind, hat Schattenqualität, wobei es hier nicht um den persönlichen Schatten geht. Es ist für die meisten Menschen eine Kränkung, dass es Krankheit, das Alter, den Tod gibt. Eigentlich müssten wir unsterblich sein, so meinen wir, und um dieses Ziel zu erreichen – das dann vielleicht doch nicht so attraktiv ist –, arbeitet die Wissenschaft hart. Das Totenreich ist in gewissen Jenseitsvorstellungen das Schattenreich, die Toten leben als Schatten weiter, körperlos. Der Geisterglaube hat mit dieser Schattenqualität des Todes zu tun.

Den Tod können wir allerdings auch symbolisch verstehen im Sinne einer ganz entscheidenden Wandlung. Wandlung ist immer ein Risiko, wir müssen Vertrautes aufgeben und Neues, Fremdes auf uns zukommen lassen. Wenn das Fremde sehr unheimlich wird, wenn kaum noch Faszination, aber viel Angst damit verbunden ist, dann fühlen wir uns durch eine anstehende Wandlung existentiell zutiefst bedroht. Wandlung ist dann wie Sterben.

Der Schatten als die Fremden

Das Fremde wird leicht auf *die* Fremden projiziert, auf die, die nicht zu uns gehören. Fremde sind nicht einfach die Ausländer, es können auch Menschen unserer eigenen Kultur sein, die ein Leben führen, das uns fremd ist. Faszinierend sind diese Menschen meist, wenn sie weit weg sind, da können wir am besten projizieren. Angst verspüren wir dann, wenn sie in die Nähe kommen, dann können wir unsere Projektionen nicht mehr aufrechterhalten. Wenn wir der Angst vor dem Fremden nachgeben, heißt das aber: Wir fürchten die Identitätskrise, wir wollen den Anruf zur Entwicklung und Veränderung nicht aufnehmen, der sich dadurch ergibt.

Wenn wir unseren Schatten auf fremde Menschen projizieren, entsteht die Angst, dass mit den Fremden all das in unser Leben tritt, was wir an uns nicht wahrhaben wollen. In den Stammtischgesprächen werden dann die Fremden zum

Beispiel ungeheuer habgierig. Dabei ist Habgier wahrscheinlich etwa gleichmäßig verteilt zwischen Fremden und Einheimischen. Der Futterneid stammt aus einer wahren Schattengrube: der Geschwisterrivalität. Unter Geschwistern wird Schatten wild projiziert und delegiert, und die Projektionen werden auch später im Erwachsenenleben selten hinterfragt. Geschwister bleiben für uns in der Regel so, wie wir sie einmal als Kinder gesehen haben, und auch die heimliche Furcht, den anderen könnte es besser gehen als uns selbst, scheint zu bleiben.

Es geht bei der Fremdenfeindlichkeit nicht nur um den Futterneid, darum geht es auch, aber es geht wohl viel mehr darum, dass wir nicht in Frage gestellt werden wollen, uns nicht mit Identitätsunsicherheit herumschlagen wollen. Die Angst vor dem Fremden sieht nicht das Neue, das sich im Fremden ankündigt, sondern das bedrohte Alte, das bedrohte Eigene, das, was wir uns nicht nehmen lassen möchten. Vielleicht hat die Angst auch damit zu tun, dass die übersichtlichen Verhältnisse, die wir uns vermeintlich geschaffen haben, kaputtgehen könnten. Unsere Verhältnisse sind natürlich nie wirklich übersichtlich, wir haben nur das Gefühl von Überblick, weil sie uns vertraut sind. Alle neuen Verhältnisse werden aber irgendwann vertraut und übersichtlicher.

Je mehr wir das Neue, Fremde als schattenhaft erleben, umso mehr Angst erzeugt es. Je mehr Angst wir vor dem Fremden haben, umso eher werden wir es verschatten. Wenn wir ein Feindbild auf fremde Menschen projizieren, unsere eigene Fremdheit auf sie projizieren und sie dort bekämpfen, haben wir immer auch Angst, dass unsere Eigenart verwässert werden könnte. Im Zusammenhang mit der Fremdenfeindlichkeit wird oft diese Befürchtung laut, auch dass wir die Geborgenheit unter Unseresgleichen verlieren könnten. Diese Probleme sind eng mit der Angst um unsere Identität verknüpft.

Sind wir uns denn so fremd?

Inge Strauch und Barbara Meier[4] haben Träume erforscht und herausgefunden, dass 44,1 % aller Traumszenarien in einer Umgebung stattfinden, die dem Träumer oder der Träumerin fremd ist. 24,6 % der in den untersuchten Träumen vorkommenden Menschen sind Fremde. Aus der therapeutischen Praxis wissen wir, dass diese Fremden den Träumern und Träumerinnen gleichgültig sein können oder aber heftige Gefühle, Angst oder Faszination auslösen.

Träume sind unsere eigenen Erzeugnisse: Wenn in ihnen so viele fremde Szenarien festzustellen sind, so viele fremde Menschen auftauchen, dann ist das ein Beleg dafür, dass wir uns in großem Maße selbst fremd sind. Das Fremde und die Fremden in unseren Träumen sind seelische Anteile, die zu uns gehören, daher müssen wir dieses Fremde ansehen, akzeptieren und auch integrieren.

»Fremde sind wir uns selbst« – dieser Satz hat eine große Berechtigung. Er kann uns ängstigen, er kann uns aber auch Hoffnung erschließen: Wir kommen in unserer Entwicklung nie zu einem endgültigen Abschluss, unsere Entwicklung ist immer auch offen. Es kann sich etwas in einer Weise verändern, wie wir es uns nie gedacht haben – auch im positiven Sinn. Diese Aussage, dass Entwicklung nie abgeschlossen ist, führt uns natürlich zur Frage, worauf wir uns denn verlassen können.

Vielleicht darauf, dass es den meisten Menschen möglich ist, immer wieder mit Fremdem umzugehen, ohne das Gefühl der Kontinuität des Lebens zu verlieren, dass wir immer wieder Ungewohntes mit unserer gewohnten Identität verbinden können, und zwar so, dass das Gefühl, stets derselbe Mensch zu sein, durch alle Veränderungen hindurch nicht verloren geht.

Der kollektive Schatten

Das Fremde kann verführerisch sein, uns zu einer Entwicklung verführen, es kann aber, wie wir gesehen haben, auch starke Ängste auslösen, und dann wird es leicht zum »Bösen«.

Der Schatten, dem wir innen und außen begegnen, gehört meist in den Bereich des persönlichen Unbewussten, er stammt aus unserer persönlichen Psychologie. In Jungs Schattenkonzept gibt es aber einen Schatten, der weit über das Persönliche hinausgeht und »darum am ehesten mit einem Prinzip, wie zum Beispiel dem des Bösen, verglichen werden könnte«.[5] Dieser Schatten ist archetypisch, gehört also dem kollektiven Unbewussten an. Jung schreibt von diesem archetypischen Schatten: »Es liegt im Bereiche der Möglichkeit, dass man das Relativ-Böse seiner Natur erkennt, wohingegen es eine ebenso seltene wie erschütternde Erfahrung bedeutet, dem Absolut-Bösen ins Auge zu sehen.«[6] Und an anderer Stelle: »Der Teufel ist eine Variante des Schatten-Archetypus, das heißt des gefährlichen Aspektes der nicht anerkannten dunkeln Hälfte des Menschen.«[7]

Unter Archetypus verstehen wir nach Jung eine anthropologische Konstante des Erlebens, des Abbildens, des Verarbeitens und des Verhaltens.[8] Er ist einerseits ein strukturgebender Faktor im psychischen und im physischen Bereich, andererseits ein dynamischer, emotionaler Faktor, ein Ordnungs- und Verarbeitungsprinzip. Beim Archetyp des Schattens geht es zunächst nicht um seine inhaltliche Bestimmung als das Dunkle, Böse. Es geht zum einen um die Tatsache, dass, wo Menschen sind, immer auch mit Schatten zu rechnen ist, und zum anderen darum, dass der Umgang mit dem Schatten eine typisch menschliche Aufgabe ist. Das können wir leicht daran erkennen, dass in allen Mythologien die Auseinandersetzung mit dem Schatten eine große Bedeutung hat.

Jung spricht auch vom kollektiven Schatten, an dem alle Menschen Anteil haben, auf den wir aber wenig einwirken können. Es geht dabei um Destruktivität als menschliche Verhaltensmöglichkeit, sie wird von den meisten Menschen als Schatten verstanden. Wir alle haben Anteil an diesem Schatten, auch wenn wir nicht an einer destruktiven Handlung beteiligt sind. Gibt es irgendwo kriegerische Auseinandersetzungen, kränkt uns das, auch wenn wir damit nichts zu tun haben und auch nicht unmittelbar darunter leiden. Dass wir Menschen so destruktiv sein können, beschämt uns alle. Auf einen Krieg in einer fernen Region nicht Einfluss nehmen können bedeutet aber nicht, dass nichts gegen solch destruktives Verhalten unternommen werden sollte oder unternommen werden kann. Die Hoffnung, dass die Menschen auch etwas weniger destruktiv werden könnten, darf nicht aufgegeben werden, das betrifft auch unsere eigenen destruktiven Tendenzen: Auch hier gilt es, aggressiv gegen die eigene Destruktivität vorzugehen. Was verstehen wir darunter?

Als böse erleben wir, was sich unserem Willen und unserer Absicht entgegenstellt. Auch ein Schicksal, das wir nicht verstehen und nicht akzeptieren können, nennen wir böse. Fragen wir grundsätzlich nach dem, was wir als böse erleben, werden wir mit der Angst konfrontiert: Was uns ängstigt, zu Recht oder zu Unrecht, empfinden wir als böse.

Im Zusammenhang mit dem Bösen ist auch an die ethische Dimension zu denken und an Fragen wie: Handeln wir unter dem Prinzip des Bösen in Konkurrenz zum Guten? Oder: Wie können wir denn gut handeln, wenn es das Böse gibt?

Das Böse als etwas Objektives, als metaphysische Macht gibt es wohl nicht, es handelt sich viel eher um eine mythische Projektion[9], wie Siegfried Vierzig es in seinem gehaltvollen Buch *Das Böse* postuliert: Die schmerzhafte Erfahrung von Bösem im Leben machen wir zu etwas Objektivem: *dem* Bösen.

Die Erfahrung von Bösem im Leben ist eng mit dem Schatten verbunden. Wie kommt es zu dieser Verbindung? Es gibt Krankheit, Verfall, Tod, Scheitern, Verlassenwerden, wir verlieren Menschen, die wir lieben, Menschen übervorteilen uns, nehmen uns etwas weg, was wir so gern behalten möchten, vertreiben uns usw. All das gehört zum menschlichen Leben. Aber statt dass wir das akzeptieren und diese Erfahrungen, die wir als böse erleben, realistisch verarbeiten, machen wir eine kollektive Projektion: Schuld daran ist *das* Böse. An diesem Bösen sind in vielen Glaubensvorstellungen wir Menschen auch in irgendeiner Weise mitschuldig. Diese kollektive Projektion ist aber wenig hilfreich, denn wir müssen auch so weiterhin mit den Erfahrungen von etwas Bösem leben, zusätzlich müssen wir das Böse als metaphysische Macht fürchten. Da die Aggression ebenfalls in dieses Böse projiziert wird, haben wir weniger Möglichkeiten, uns mit dem Leben auseinanderzusetzen. Und zudem sind wir erst noch schuldig. Eine recht fatale Projektion!

Die mythische Gestalt des Teufels ist eine Variante dieser projizierenden Verarbeitung von Erfahrungen, die wir als böse, als schmerzhaft, erleben. Im traditionellen Christentum finden wir auf der einen Seite den strahlenden Gott, auf der anderen sein Gegenbild, den verschatteten Teufel. Je verklärter das Bild Gottes, umso finsterer ist das Bild des Teufels. Auf die persönliche Ebene übertragen: Je heller das Ich-Ideal, umso dunkler der Schatten. Dem Teufel konnte man vieles anlasten, eben alles, was man verteufeln musste, besonders natürlich die Sinnlichkeit.

Das zeigt sich in einer menschlichen Symbolfigur des Bösen: der Hexe, der man ja auch eine enge Verbindung zum Teufel zuschrieb. Vor dem 13. Jahrhundert galten die Frauen, die später als Hexen verschrien wurden, als weise Frauen, es waren Hebammen, Kräuterkundige usw. Zum Symbol des Bösen und damit zu Hexen wurden sie über die negative Bewertung von weiblicher Sinnlichkeit und Sexualität (die Frau verführt den Mann!). Die Sinnlichkeit und die Sexualität wurden im Europa des Spätmittelalters, unter dem Einfluss des Christentums, zum Ursprung des Bösen. Es war kollektiv anerkannt, dass Sinnlichkeit schlecht und böse, also Schatten sei, und die Hexe wurde zum Symbol dieses Bösen. In der Folge wurden viele weitere Erfahrungen des Bösen den Hexen angelastet: Krankheit, Pest, Hungersnot, Tod. Hexen wurden zu Schattenträgerinnen schlechthin, die eliminiert werden mussten. Diese Projektion hat nicht nur verhindert, dass der Schatten bearbeitet wurde, sie hat auch sehr viel Schatten produziert im Namen des Guten, und die Abwehr des Schattens führte in eine ungeheure Destruktivität.

Der Philosoph Immanuel Kant geht von einem ganz anderen Menschenbild aus:

»Was der Mensch im moralischen Sinne ist oder werden soll, gut oder böse, dazu muss er sich selbst machen oder gemacht haben. Beides muss eine Wirkung seiner freien Willkür sein; denn sonst könnte es ihm nicht zugerechnet werden […].«[10] Kant hat nie aufgehört, über die Pflicht zum Guten zu sprechen, obwohl er im Menschen einen Hang zum Bösen erkannte. Seine Aussage trifft sich mit der Idee des archetypischen Schattens, an dem jeder Mensch Anteil hat: Obwohl wir immer mit Schatten rechnen müssen, haben wir die Pflicht, das Gute zu tun.

Jung spricht im Zusammenhang mit dem archetypischen Schatten von der Dunkelseite Gottes, weil er davon ausgeht, dass an keinem Guten ein Böses fehlt. Er will Gott aus der einseitigen Idealisierung als »nur gut« herauslösen, damit nicht alles, was dem Ideal nicht entspricht, verteufelt werden muss. Als Psychotherapeut ist Jung immer wieder den Folgen der christlichen Einseitigkeit begegnet und der Tatsache, dass Menschen, die »nur gut« sein wollen, neurotisch werden. Wenn Gott ideal ist und die Menschen es sein sollten, aber nicht können, dann sind diese »verteufelt«. Dorothee Sölle, Theologin und Philosophin, spricht in diesem Zusammenhang von »theologischem Sadismus«: Gott ist strahlend, und er schickt den Menschen alles Böse als gerechte Strafe für die Sünden der Menschheit. Wer also leidet auf dieser Welt, an dem arbeitet – wenn man diese Vorstellung zu Ende denkt – Gott. Das sieht Sölle als Empfehlung an die Christen zum Masochismus. Das Leid hätte dann den Sinn, des Menschen Stolz zu brechen, seine Ohnmacht zu bestätigen und ihn, gebrochen, zu einem Gott zurückzuführen, der noch größer wird, nachdem er den Menschen so klein gemacht hat. Gegen diese hergebrachte christliche Dominanz- und Unterwerfungsideologie setzt Sölle eine Bejahung des Lebens: »Nicht das Leiden ist Ziel christlichen Lebens, sondern die Liebe, die nicht aufhören soll, auch wenn sie Leiden mit sich bringt.«[11]

Mit dem Leiden und dem Leben angesichts des Leidens beschäftigt sich auch der Schriftsteller Albert Camus, ein

Vertreter des französischen Existenzialismus. In seinem Buch *Die Pest*[12] lässt er einen Priester auftreten, der das Leiden in dem Sinne propagiert, dass Leiden den Menschen läutere. Camus entlarvt diesen theologischen Sadismus als eine projektive Flucht vor der Verantwortung. Seine Lösung: Angesichts der Tatsache des Bösen – in seinem Buch materialisiert in der Pest – gibt es nur den Aufstand und das Kämpfen dagegen und das Heilen. Für Camus ist das Aushalten des Absurden, das Leben zwischen den großen Glücksgefühlen und den alltäglichen Widrigkeiten, zutiefst menschlich.

Es ist sinnvoll, die mythische Projektion des Bösen auf »das Böse«, etwa den Teufel, zurückzunehmen und damit die Leidensideologie, die ja gelegentlich auch in der Tiefenpsychologie propagiert wird. Es ist unsere menschliche Chance, uns in jeder Situation, die wir als böse erleben, mit der eigenen Angst zu konfrontieren und auch mit den Möglichkeiten zur Veränderung. Leiden werden wir trotzdem, aber nicht um des Leidens willen, sondern als *conditio humana,* so geben wir die Verantwortung für unser eigenes Leben nicht aus der Hand.

Warum machen Menschen aus bösen Erfahrungen ein Böses an sich? Dieses Verhalten entstammt wohl dem Bedürfnis, das, was als böse erlebt wird, möglichst weit von sich wegzuschieben, einem eindeutig »Bösen« zu delegieren; es geht um eine generalisierte Schattenprojektion und Schattendelegation. Wir müssen dann keine Verantwortung mehr dafür übernehmen, das Wirken des Bösen wird zu einer Art Schicksal. Dagegen müssen wir die Kant'sche Selbstverantwortung setzen.

Der Teufels- und Hexenglaube hat das Böse nicht unwirksam gemacht, sondern durch den Versuch, es auszumerzen, vermehrt produziert. Projizieren wir »das Böse«, produzieren wir Böses. Das heißt, dass wir den verantwortungsvollen Umgang mit dem Schatten wirklich ernst nehmen müssen. Wir müssen versuchen, das, was wir aktuell als böse erleben und was uns schmerzt, zu vermeiden oder, wenn es von außen kommt, uns dagegen zu verwahren. Es ist aber ebenso wichtig, unsere Lebensanschauung im Sinne der Schattenakzeptanz zu verändern. Das heißt, dass wir nicht nur Helles erwarten im Leben, sondern Helles und Dunkles in allen Abstufungen, Lachen und Weinen, Leben und Tod, und dies nicht, weil es einen Teufel gibt, sondern weil es das Wesen des menschlichen Lebens ist.

Es geht auch nicht an, anstelle des mythischen Teufels oder der mittelalterlichen Hexen neue Projektionsträger für das Böse zu finden, etwa die Fremden. Es ist gefährlich, uns durch eine solche Feindbildprojektion unseres eigenen Schattens zu entledigen. Es geschieht aber nur zu leicht, denn durch eine kollektive Feindbildprojektion können wir uns ein gutes Wir-Gefühl ein Aspekt einer kollektiven Identität – und ein gutes Gefühl der eigenen Identität holen: Wir sind die Guten, und die anderen, die Fremden und die, die nicht gleich denken, sind als Schattenträger die Bösen. Sie muss man bekämpfen – das ist der Trugschluss. Es gäbe bedeutend weniger kriegerische Auseinandersetzungen, wenn das Thema des Schattens als zentrales Lebensthema eines jeden Menschen erkannt und bearbeitet würde.

Der kollektive Schatten und die Frage nach einer neuen Ethik

Es ist nicht zufällig, dass nach dem Zweiten Weltkrieg das Schattenthema von Jung hervorgehoben wurde: Nicht nur die Schrecken dieses Krieges machten es unumgänglich, sondern auch sein eigenes Verhalten während des Dritten Reiches.

Jung scheint zunächst davon fasziniert gewesen zu sein, dass er seine Sicht des Unbewussten im Hitler-Deutschland so eindrücklich bestätigt fand: Ein Archetypus war konstelliert, der sich unter anderem im Wotan-Kult äußerte. Zunächst ging es Jung wohl einfach darum, seine psychologische Theorie zu beweisen, vor allem die Existenz eines kollektiven Unbewussten und von Archetypen, und ihr auch Anerkennung in Deutschland zu verschaffen. Das bewirkte eine spezifische Blindheit für die Ideologie, das Menschenbild und das Programm der Nazis. Dass einige Äußerungen von Jung, die nicht mehr hätten fallen dürfen, nachdem Freuds Schriften verbrannt worden waren, aus Neid und Rivalität erwachsen sind, macht die Sache nicht besser, aber etwas verständlicher.

Sehr interessant ist der Hinweis von Urs Aeschbacher[13], dass Freud Jung im Bereich des Religiösen gekränkt habe, weil er das Religiöse als neurotisch erklärte, und dass diese Kränkung ein wesentlicher Hintergrund für Jungs Wüten gegen den »jüdischen Materialismus« gewesen sei.

Mir scheint, Jung hat die Vorgänge in Deutschland als Phänomene angesehen, die er anhand seiner Theorie deuten konnte, was dieser Aufwind gab – nur waren seine Deutungen nicht wertfrei. Und er hat offenbar nicht sehen wollen, dass jede Deutung auch politisch verwertbar ist. Wenn er in seinem Aufsatz von 1945 »Nach der Katastrophe«[14] anmerkt, er habe nicht gewusst, in welchem Grade das Geschehen ihn persönlich anging, dann heißt das für mich, dass er für den Zusammenhang zwischen Psychologie und Politik blind war, dass er aber auch blind war für das Gewicht, das seine Aussagen hatten. Er unterschätzte seine Bedeutung!

Umso mehr hätte man es sich gewünscht, dass er nach 1945 eingehender über seine Rolle in dieser Zeitspanne reflektiert hätte. Er war ja nicht nur fasziniert, er hatte von Anfang an auch gewarnt[15], und er war zunehmend enttäuscht, weil die schöpferische Erneuerung aus dem Archetypus, auf die er so sehr gesetzt hatte, ausblieb.

Die Diskussionen darüber, ob und wie weit Jung antisemitisch war, kommen wohl nie zu einem Abschluss.[16] Eine gewisse Widersprüchlichkeit und Ambivalenz Jungs in der Zeit des Dritten Reiches muss ertragen werden. Es ist richtig, dass auch die politische Vergangenheit eines Denkers und des Gründers einer tiefenpsychologischen Richtung gesehen werden muss. Für Jungianerinnen und Jungianer geht es darum, den Gründer aus der Idealisierung herauszuholen, ihn als Menschen zu sehen, auch mit Schattenseiten. Die Auseinandersetzung mit den großen Meistern ist sinnvoll, sie ist Voraussetzung für eine freie Kreativität der nachfolgenden Generationen.

Mir scheint indessen, die Fixierung auf diesen einen Ausschnitt aus der Biographie Jungs verstellt die Sicht auf den Reichtum, der Jung'schen Psychologie als ganze. Und leider, so scheint es mir, ist mit diesem Diskurs gerade das intendiert. Zu oft wird Jungs »Nazivergangenheit« beschworen, um sich nicht mit seinen Ideen auseinandersetzen zu müssen, um die Pionierleistung seiner Beiträge zur Psychologie und derjenigen der postjungianischen Analytiker und Analytikerinnen weitgehend ignorieren zu dürfen.

Für Jungianerinnen und Jungianer ist es natürlich wichtig zu fragen, was an der Jung'schen Psychologie ideologieblind machen könnte. Ich denke dabei vor allem an das Konzept der Archetypen. Nun geht es aber nicht an, die Realität von Archetypen und archetypischen Strömungen aufgrund seiner diesbezüglichen Äußerungen im Zusammenhang mit dem Dritten Reich zu leugnen und zu meinen, sie seien dadurch nicht wirksam. Es geht um einen bewussten, kritischen Umgang mit diesen Strömungen. Jung schreibt im Nachwort zu »Aufsätze zur Zeitgeschichte« – und das ist eine seiner wichtigen Konsequenzen aus der Nazizeit: »Wird die Realisierung eines Archetypus nicht bewusst vollzogen, so besteht keinerlei Gewähr dafür, dass er sich in seiner günstigen Form verwirklicht; vielmehr droht dann die Gefahr, dass eine schädliche Regression eintritt. Es scheint, als ob die Seele zu diesem Zwecke ihr Bewusstsein besitze, nämlich um solche destruktiven Möglichkeiten zu verhindern.«[17]

Das Unabgegoltene, das in archetypischen Symbolen und in damit verbundenen kollektiven Strömungen sich äußert, kann nur dann zu einem schöpferischen Impuls werden, wenn sich das Bewusstsein der Menschen kritisch und entschlossen damit auseinandersetzt. Sonst könnten sie leicht bestehende Verhältnisse zementieren oder aber auch zu kollektiven Regressionen führen, was einer Verfallenheit an eine Ideologie entspräche, Grundlage für fundamentalistisches Denken werden könnte usw. Wie wesentlich diese Auseinandersetzung zwischen dem Bewusstsein und den archetypischen Inhalten ist, darf in gar keiner Weise aus den Augen verloren werden, sonst haben wir aus den Fehlern Jungs nichts gelernt.

Die Jung'sche Psychologie hat eine weite Verbreitung gefunden. Problematisch ist, dass einzelne Teile der Theorie unreflektiert in Besitz genommen werden. Jungs Psychologie fasziniert gerade auch in ihrer Betonung der Notwendigkeit des Religiösen für den Menschen. Das Religiöse, das einerseits – als Lehre der Kirche – unter Ideologieverdacht steht, zum anderen in die Esoterik abgedrängt ist, kann in einer Form, die viele Suchende anspricht, in der Jung'schen

Psychologie wiedergefunden werden. Die Gefahr, sich von kollektiven archetypischen Bildern ergreifen und »wegtragen« zu lassen, ohne die notwendige persönliche, kritische Auseinandersetzung zu leisten, ist aber in der Tat groß. Wird sie nicht geleistet, dann verliert die Tiefenpsychologie ihren emanzipatorischen Anspruch, werden wir unfreier statt freier. Es scheint mir wichtig, diesen Aspekt des Jung'schen Erbes wie auch das schattenhafte Verhalten von Jung selbst so weit als möglich offenzulegen und auch mit der Enttäuschung umzugehen, dass Jung sich in der Nazizeit und bei deren Aufarbeitung nicht so verhalten hat, wie wir es uns gewünscht hätten.

Kollektiver Schatten und Verantwortung

Wir leben nicht als isolierte Individuen, was Menschen tun, an Gutem und an Schlechtem, beeinflusst uns. So beeinflusst uns alles, was destruktiv wirkt: Krieg, Vernichtung von Andersdenkenden, Unterdrückung usw.

Jung schrieb dazu 1946 in seinem Aufsatz »Nach der Katastrophe«, weil die Menschen allen anderen Menschen durch ihr Menschsein verbunden seien, »kann ein Verbrechen nie, wie es zwar unserem Bewusstsein erscheint, allein für sich, das heißt als isoliertes und isolierbares psychisches Faktum geschehen, sondern es geschieht im weiteren Umkreis«.[18]

Das ist ein uraltes, heute sehr beachtetes Denken. So sagte schon Plato, dass der Anblick von etwas Hässlichem Hässliches in unserer Brust wecke. Wir haben als Menschen Anteil an allem Schattenhaften, weil Schatten ein kollektives Phänomen ist. Und da Schatten und die Auseinandersetzung damit grundsätzlich zum Menschen gehört – eben archetypisch ist –, wird der Schatten ein Problem bleiben, solange es Menschen gibt.

In diesem Zusammenhang hat Jung auch über die Kollektivschuld gesprochen, als tragisches Verhängnis, das alle treffe, Gerechte und Ungerechte. Diese Kollektivschuld müsse von der Individualschuld unterschieden werden, wobei sich natürlich die Frage stelle: »Wie lebe ich mit diesem Schatten?« und: »Welche Einstellung braucht es, um trotz dem Bösen leben zu können?«[19] Ich möchte hinzufügen, um mit diesem Bösen zu leben.

Das sind Fragen, die nach dem Zweiten Weltkrieg sehr eindringlich gestellt wurden, zum einen von Jung, zum anderen von einem seiner Schüler, Erich Neumann.

Obwohl Jung betont, dass darauf jeder Mensch eine eigene Antwort finden müsse, finden sich in seinem Werk einige Ideen darüber. Für ihn ist die Psyche ein sich selbst regulierendes System. Das ist ein Gedanke, der uns heute sehr geläufig ist, der im Jahr 1916, als Jung ihn entwickelte, aber revolutionär war.[20] Basierend auf dieser Hypothese führt er aus, dass in Situationen, in denen das kollektive Böse dominiere, wie zum Beispiel im Krieg, in der Psyche Symbole einer kollektiven Ordnung als Kompensation auftreten würden.

In seinem Aufsatz von 1946 »Der Kampf mit dem Schatten«[21] schreibt er, dass durch die Einwirkung des kollektiven Schattens in der Zeit des Zweiten Weltkrieges Auflösung, Zerstörung und Chaos in den Psychen der einzelnen Menschen feststellbar waren, dass aber auch eine neue Kompensation auftrat, die sich in »Symbolen kollektiver Ordnung«, den Mandalas, zeigte.[22] Jung beschwört also 1946 den Archetypus der Ordnung gegen das Chaos und die Destruktivität.

Wir wissen heute, dass die Selbstregulierung der menschlichen Psyche an gewisse Bedingungen gebunden ist, zum

Beispiel an die Kohärenz des Ichkomplexes[23], und dass zum Beispiel bei schweren Depressionen die Selbstregulierung gerade nicht spielt, dass sie aber durch die therapeutische Beziehung wiederhergestellt werden kann.

Es gibt eine interessante Bemerkung von Jung, die diesen Kompensationsgedanken in einen wichtigen Zusammenhang stellt: »[…] wenn aber das Individuum imstande war, sich an einem letzten Restchen Vernunft festzuklammern oder die Bande einer menschlichen Beziehung zu bewahren, entstand im Unbewussten gerade durch die Verwirrung des bewussten Verstandes eine neue Kompensation, und diese vermochte vom Bewusstsein integriert zu werden.«[24]

Diese Kompensation ereignete sich also nicht immer, sondern bei Menschen, die noch ein »Restchen Vernunft« bewahren konnten – was immer das bedeuten mag –, wichtiger aber noch: bei Menschen, die auf andere Menschen bezogen blieben. Wo menschliche Beziehung ist, da kann die Kompensation sich ereignen. Diese Bemerkung, in Zusammenhang gebracht mit dem Umgang mit Schatten, geht über die Frage der Kompensation hinaus: Wo wirkliche Beziehung auszumachen ist, da kann man mit dem Schatten umgehen. Beziehung scheint also so etwas wie das Gegenmittel zur Resignation angesichts des Schattens zu sein – natürlich ist Beziehung auch der Ort, wo sich Schatten zeigt. Aber gerade durch den Entschluss zur Beziehung, und wohl auch zur Liebe, vermögen wir es, verantwortlicher mit dem Schatten umzugehen.

Eine der wichtigsten Ursachen für all das Böse auf der Welt ist nach Jung die Unbewusstheit des Menschen. Dagegen helfe das Bewusstwerden; nicht nur das Bewusstwerden des individuellen Schattens, sondern auch die Arbeit am Gottesbild, damit es nicht mehr in Hell und Dunkel aufgespalten werden müsse. Das ist letztlich auch eine Arbeit am

Menschenbild. »Schattenbewusst« zu leben würde also zur Folge haben, dass Menschen anders – weniger destruktiv – miteinander umgehen.

Eine neue Ethik?

Der jüdische Jung-Schüler Erich Neumann hat etwa zur gleichen Zeit, als Jung die oben stehenden Überlegungen machte, ein Buch mit dem Titel *Tiefenpsychologie und neue Ethik* geschrieben. Die Abhandlung wurde 1948 publiziert, entstanden ist sie gemäß Vorwort während des Zweiten Weltkrieges. Seine These: Im Umgang mit dem Bösen braucht es eine neue Ethik.

Neumann benennt in dieser Monographie das Böse zunächst als Herrschaftsanspruch der Nazis, aber auch als das, was die Gleichberechtigung der farbigen Völker verhindert hat; letztlich verhindere das Böse die Wirklichkeit des Einsseins der Menschheit.[25] Er fragt danach, was den Menschen dazu bringen kann, den Kampf gegen das Böse aufzunehmen. Eine neue Ethik ist dazu seines Erachtens notwendig.

Um diese zu bestimmen, beschreibt er zunächst die alte Ethik: Sie stammt aus jüdisch-christlich-griechischen Quellen und hat als menschliches Vorbild zum einen den Heiligen, den Weisen, den Menschen, der für das Edle und das Gute einsteht, zum anderen aber auch den nüchternen Helden. Kernpunkt der alten Ethik ist, dass es ein zu wissendes Gutes gibt, das absolut gesetzt wird, und dem entspricht ein Vollkommenheitsideal. Dieses zu wissende Gute bestimmt auch ein Negatives, das nicht gedacht und nicht gelebt werden darf. Die Verdrängung oder die Abspaltung des Negativen ist Folge dieses absolut Guten, und aus dieser Abspaltung heraus brauchen Menschen dann Sündenböcke, ergeben sich Doppelgänger, letztlich auch Kriege. Die alte Ethik wendet sich, so Neumann, nur an das Bewusstsein, es ist ein Sittengesetz, das »Du sollst« gilt als allgemeine Orientierung, der zu folgen ist. Die alte Ethik ist, so Neumann, eine Kollektivethik. Sie ist schuld an der Negierung der eigenen Schattenseiten, an der Projektion des Schattens. Diese alte Ethik ist bei Neumann recht flach dargestellt, was verständlich ist, denn er will ja eine neue Ethik dagegensetzen. Die alte Ethik ist in Tat und Wahrheit natürlich wesentlich dialektischer, als von Neumann dargestellt, man denke etwa an Paulus, der sagt: »Denn ich tue nicht das Gute, das ich will, sondern das Böse, das ich nicht will.«[26] Auch das ist alte Ethik. Oder Luther, der sagt, ethisch handeln sollten wir nicht, um den Himmel zu verdienen, sondern aus einem Gefühl des Angenommenseins heraus, obwohl wir so viele schlechte Seiten haben. Es sei in sich eine gute Tat, dieses Angenommensein anzunehmen. Luther drückt da eine sehr interessante Idee aus: Wir sind trotz Schatten angenommen – er hat den Schatten bereits als eine *conditio humana* erkannt. Auch ist diese alte Ethik nicht einfach eine Bewusstseinsethik, es handelt sich bereits um eine Beziehungsethik, denn sie hat Beziehungen geregelt. Ich will nicht eine umfassende Würdigung der alten Ethik vornehmen, aber es scheint mir sinnvoll, ihr doch etwas Gerechtigkeit widerfahren zu lassen.

Gegen die alte Ethik stellt Neumann die neue Ethik, bei der es um das Bewusstmachen der positiven und negativen Kräfte im Menschen geht und das Einbeziehen dieser Kräfte im Leben des Einzelnen und in der Gemeinschaft.

»Meine Schattenseite ist Teil und Exponent der Schattenseite der Menschheit überhaupt, und wenn mein Schatten asozial und gierig, grausam und böse, arm und elend ist, wenn er als Bettler, als Neger und als Tier mich antritt, dann steht hinter der Versöhnung mit ihm die Versöhnung mit dem dunklen Bruder der Menschheit überhaupt, und indem ich ihn und in ihm mich selber annehme, nehme ich mit ihm auch den ganzen Teil der Menschheit an, die als mein Schatten ›mein Nächster‹ ist.«[27]

Die Idee von Jung, dass der Schatten immer auch ein kollektiver Schatten ist, wenn auch die Inhalte individuell sind, wird hier deutlich aufgenommen: Die eigene Schattenseite ist auch die Schattenseite der Menschheit, und die Versöhnung mit den Schattenseiten ist eine Versöhnung mit dem Allerhässlichsten der Menschheit, aber auch eine Erklärung des Einverständnisses mit dem Wesen des Menschen mitsamt seinen dunkeln Seiten.

Diese neue Ethik verlangt, dass wir einsehen, wo wir schattenhaft agieren, etwa grausam, böse, asozial, und dass wir uns damit versöhnen. Das ist schnell gesagt und weniger schnell getan. Wäre es so einfach, wir müssten den Schatten nicht mit allen Tricks von uns fernhalten.

Leitbild dieser neuen Ethik ist Integration. Die Gegensätze in unserer Psyche sollen vereint werden, und sie vereinen sich nach Neumann im Selbst. Daraus ergibt sich eine »Individuationsethik«. An die Stelle des Überichs der alten Ethik, das über die Befolgung der Regeln »wacht«, die sich im »Du sollst« ausdrücken, setzt Neumann das Selbst, das Zentrum der Persönlichkeit, die Ganzheit der Persönlichkeit, und an die Stelle der zu befolgenden Regeln die innere Stimme. Dem Überich entspräche das Gewissen, das kollektiv geprägt ist, nicht von der Verantwortung des einzelnen Menschen getragen, ihm setzt er die innere Stimme gegenüber als Ausdruck des Selbst, der zu folgen sei. Damit würden wir integrieren statt verdrängen, würden wir als Menschen vollständig, aber nicht vollkommen, das Ideal der schattenlosen Perfektion wäre damit überwunden.

Man kann sich fragen, ob dem wirklich so ist oder ob mit dem Begriff der Vollständigkeit nicht wieder ein reichlich überhöhtes Ideal durch die Hintertüre hereinkommt. Mit Vollständigkeit meint Neumann: Das Individuum soll nicht gut sein um jeden Preis, aber es soll echt, autonom, gesund, schöpferisch sein – alles Folgen, wenn wir den Schatten integrieren. Vor allem aber wären wir nicht »infektiös«, wir würden die anderen Menschen nicht mit unserem Schatten anstecken, ihn nicht projizieren und delegieren, sondern ihn wirklich in die eigene Verantwortung nehmen. Dieses Ziel, nicht infektiös zu sein, ist für Neumann im Hinblick auf die Menschheit als ganze noch wichtiger als Kreativität.

Sicher können wir Neumann folgen in seiner Sorge, dass die Menschheit sich mit Schatten anstecken könnte und ganz verschattet würde, und auch seiner Idee, dass Integration allemal besser ist als Abspaltung. Aber wie ist es mit der inneren Stimme? Ist es so leicht, diese innere Stimme zu hören und ihr zu folgen? Es gibt ohne Zweifel Lebenssituationen, in denen wir die innere Stimme deutlich vernehmen, insbesondere dann, wenn wir uns gegen sie entschieden haben und dadurch in einen Konflikt geraten sind. Aber in alltäglichen Situationen ist das nicht so einfach. Wir können diese innere Stimme in den Träumen hören, aber manchmal ist sie nicht so gut zu verstehen, und unsere Träume wissen nicht einfach die Wahrheit. Träume bringen eine bestimmte Perspektive in unser bewusstes Erleben, die zu berücksichtigen sehr wichtig ist. Aber grundsätzlich gilt, dass das Bewusstsein sich immer mit dem Unbewussten auseinandersetzen muss und ihm nicht fraglos folgen darf. Es wäre natürlich einerseits wunderbar, wir hätten eine solche Quelle des Wissens in unserer Psyche, die uns genau sagen würde, was zu tun ist, andererseits wäre es auch schrecklich, denn wir wären nur Ausführende dieser inneren Stimmen und Befehle.

Neumanns Vorstellung, der inneren Stimme des Selbst zu folgen, ist also wichtig, aber nicht so leicht zu verwirklichen, und die Beziehungsethik fehlt weitgehend in seinem Entwurf. Sie ist implizit dort angesprochen, wo es um das Thema des Nicht-infektiös-Seins geht.

Diese Monographie von Neumann hat hohe Wellen geschlagen: In einem Brief vom Dezember 1948[28] schreibt Jung dem Autor, die Schrift über die neue Ethik wirble bereits Staub auf und es würde darüber diskutiert, ob sie in die Schriftenreihe des damals halbjährigen Jung-Instituts aufgenommen werden sollte. »Schon der Titel *Neue Ethik* ist ein Trompetensignal […]. Wir werden hier einiges Giftgas in die Nase und einigen Druck auf den Kopf bekommen.« Zum Schluss bedankt er sich dann aber doch für dieses Skandalon.

Neun Jahre später, in einem Brief vom 3. Juni 1957[29], nimmt Jung Neumann gegenüber klarer Stellung: »Wir sind in Bezug auf die sogen. *Neue Ethik* im Grunde genommen ganz einverstanden, aber ich ziehe es vor, dieses heikle Problem in einer etwas anderen Sprache auszudrücken. Es handelt sich ja nicht wirklich um eine ›neue‹ Ethik. Das Böse ist und bleibt immer das, von dem man weiß, dass man es nicht tun sollte. Der Mensch überschätzt sich aber leider in dieser Hinsicht: er meint, es stehe ihm frei, das Böse oder das Gute zu beabsichtigen. […] Ethik ist das, was es ihm unmöglich macht, Böses absichtlich zu tun, und ihn dazu anhält – und zwar öfters mit geringem Erfolg –, das Gute zu tun. D. h., er kann das Gute tun und kann das Böse nicht vermeiden. […] Da nun das Böse unvermeidlich ist, so kommt man nie aus der Sünde ganz heraus, und diese Tatsache ist es, die man anerkennen muss. Sie gibt Anlass nicht zu einer neuen Ethik, sondern zu differenzierteren ethischen Überlegungen, nämlich zu der Frage: wie verhalte ich mich zu der Tatsache, dass ich der Sünde nicht entrinnen kann?«

Und das ist wiederum das alte Anliegen von Kant: Das Böse ist immer da, die Frage ist, wie wir mit dieser Tatsache umgehen können. 1957 meint Jung also, dass gar keine neue Ethik nötig sei, sondern nur differenziertere ethische Überlegungen.

Neumann hatte eine Vision: Individuationsethik vermag gegen das Böse anzugehen. Wenn der einzelne Mensch das Dunkle in seinem Leben nur genügend integrieren kann, es bewusst machen kann – und da steht er ganz im Denken Jungs –, dann hört vielleicht das Böse einmal auf, zumindest wird die Destruktivität der Menschheit abnehmen. Dagegen betont Jung, dass das Böse immer ein Problem bleiben wird – es ist eine Position der Bescheidenheit, die Jung hier einnimmt. Für ihn ist wichtig, dass wir diesen dialektischen Umgang mit Hell und Dunkel immer beibehalten. Er gibt auch zu bedenken, dass wir einen Menschen, den wir dem Schatten gegenüberstellen, immer auch in seinem Licht zeigen sollen. Das ist ein Hinweis, der von einer großen Bedeutung ist und in der Praxis so aussehen kann: Wird ein Mensch, etwa durch einen Traum, in einer Schattenqualität gezeigt, folgt von Seiten des Träumers oder der Träumerin sehr oft die Bemerkung: »Aber so schlimm bin ich doch nicht«, und er rekurriert auf Lichteres. Das ist nicht einfach Abwehr der Schattenseite, sondern es ist der Versuch, sich von dieser Schattenseite nicht total verschatten zu lassen, sich selber gegenüber auch eine gewisse Gerechtigkeit widerfahren zu lassen.

In der autobiographischen Schrift *Erinnerungen, Träume, Gedanken von C. G. Jung*[30] betont Jung, eine ethische Entscheidung sei eine subjektive schöpferische Tat und sie stehe im Gegensatz zu Entscheidungen, die einer Autorität folgen. Bei dieser schöpferischen Tat ist zwar ein Anstoß aus dem Unbewussten auszumachen, aber die Verantwortung trägt das bewusste Ich.

Das Individuum sei in der Regel dermaßen unbewusst, schreibt Jung, dass es seine Entscheidungsmöglichkeiten nicht kenne und sich deshalb ängstlich an äußeren Regeln und Gesetzen orientiere. Schuld daran sei die Erziehung, die sich vor allem nach dem ausrichte, was man allgemein wisse, und nicht nach dem, was die persönliche Erfahrung des Einzelnen sei.[31] So würden Idealismen gelehrt, die der individuelle Mensch nie er füllen könne. Hier finden wir noch einen Hinweis, wie wir mit Schatten umgehen könnten: Wir könnten in der Erziehung mehr über die Probleme mit dem Schatten, mehr über Schwierigkeiten in den ethischen Entscheidungen sprechen und nicht einfach einen Katalog des wünschbaren Verhaltens vermitteln.

Jungs Antwort auf die Frage des Bösen in seinem letzten Lebensjahr: »Wer also eine Antwort haben will auf die heute gestellte Frage des Bösen, der bedarf in erster Linie der gründlichen *Selbsterkenntnis.* [...] Er muss ohne Schonung wissen, wie viel des Guten er vermag und welcher Schandtaten er fähig ist, und er muss sich hüten, das eine für wirklich und das andere für Illusion zu halten.«[32]

Die Antwort von Jung auf die Frage nach dem Umgang mit dem Bösen ist also nicht die Forderung nach einer neuen Ethik, sondern nach mehr Selbsterkenntnis und danach, dass wir unsere möglichen Schandtaten nicht den andern Menschen zuschreiben. Proklamiert wird ein gesundes Misstrauen sich selbst gegenüber, aber auch eine gesunde Akzeptanz. Darüber hinaus stellt er die Anforderung, dass man nicht mehr den Gegensätzen verfallen darf: »Wenn man das Böse berührt, so besteht die dringende Gefahr, dass man ihm verfällt. Man darf also überhaupt nicht mehr ›verfallen‹, auch nicht dem Guten.«[33] So würden Gut und Böse ihren absoluten Charakter verlieren und als »Urteile« begriffen, die man immer wieder neu fällen muss. Faktisch müssen wir uns ja selten für das Gute oder gegen das Böse entscheiden, sondern für etwas Besseres oder Schlechteres.

Neumann hat als Antwort auf das Böse des Zweiten Weltkrieges eine neue Ethik proklamiert. Als Antwort auf die große Destruktivität, der er als Jude ausgesetzt war, finde ich diese Vision sehr beachtlich, getragen von der Hoffnung, dass der Mensch wandlungsfähig und letztlich doch gut sei. Aber schon 1948 war die Forderung nach dieser neuen Ethik eine Überforderung. In Neumanns Schrift begegnet uns immer noch die Hoffnung der psychoanalytischen Bewegung vom Anfang des Jahrhunderts, dass letztlich alles Projizierte zurückgenommen werden könnte, wenn die Menschen nur genügend bewusst wären, und dass sich dadurch eine große Persönlichkeitsänderung ergäbe.

In dieser Sicht ist der Mensch ein verhältnismäßig abgeschlossenes System, das zwar ständig hinausprojiziert, aber auch alles wieder hereinnehmen kann. Heute denken wir viel eher in Beziehungszusammenhängen, mehr systemisch und vor allem auch dynamischer: Jedes neue Ideal bewirkt neuen Schatten.

Dem gleichen Denken vom Individuum als abgeschlossener Einheit ist die Vorstellung der vollständigen Integration des Schattens verpflichtet: Es ist bei genügender Bewusstheit möglich, die Integration so weit voranzutreiben, dass es ihn nicht mehr gibt. Aber viele Schattenaspekte, zum Beispiel eine mörderische Wut, aus der heraus wir meinen, einen Menschen auch umbringen zu können, werden wir nicht integrieren können. Wir können diese Wut zur Kenntnis nehmen, wir können Regulationsmechanismen einsetzen, etwa in der Weise, dass wir vermeiden, wieder in diese Lebenssituation zu geraten. Damit akzeptieren wir diesen Schatten und nehmen ihn in die Verantwortung.

Könnten wir die Überich-Ethik hinter uns lassen, wie Neumann das gefordert hat, dann hätten wir auch alle Autoritätskomplexe bearbeitet. Das Überich ist ja unter anderem auch eine Ansammlung von dem, was die Autoritäten von uns forderten und fordern und was in den Autoritätskomplexen gebunden ist. Das Ziel von Neumanns neuer Ethik, die Auflösung der Autoritätskomplexe, wäre äußerst erstrebenswert. Die Autoritätskomplexe bewirken, dass das Ich, das unter der Dominanz dieser Komplexe lebt, wenig Freiheit hat, immer noch das Leben leben muss, das die internalisierten Autoritäten fordern. Da ein gutes Selbstwertgefühl von der Aktivierung der eigenen Wünsche und Kompetenzen herrührt, verschlechtert sich das Selbstwertgefühl unter dem Einfluss von Autoritätskomplexen beachtlich. Oft muss es dann durch einen Machtschatten kompensiert werden. Die Idee von Neumann ist sicher richtig: Könnten wir unsere Autoritätskomplexe auflösen, uns von der Dominanz des Überichs lossagen, würde viel Schatten nicht mehr als Schatten, sondern als Lebenskraft verstanden und könnte genützt werden. Die Auseinandersetzung mit dem Autoritätskomplex ist aber eine lebenslange Aufgabe, und es sind nicht nur die Autoritätskomplexe, von denen wir uns immer wieder neu ablösen müssen, dasselbe gilt auch für die meist noch damit verbundenen Elternkomplexe.[34]

Die Idee Neumanns von einer neuen Ethik ist inspirierend, aber in der Form, in der sie ihm vorschwebte, nicht zu verwirklichen. Dennoch meine ich, dass der Titel der Monographie, *Tiefenpsychologie und neue Ethik,* einen großen Impuls in sich trägt, suggeriert er doch, dass man im Rahmen der Tiefenpsychologie immer wieder über eine neue Ethik nachdenken kann, eine Vision von einer neuen Ethik haben kann, auch wenn der kollektive Schatten in einem schrecklichen Krieg gerade seine Existenz bewiesen hat.

Dass wir nie aufhören sollen, neu über einen Umgang mit dem Schatten nachzudenken, der zu weniger Destruktivität führt.

Verzeihen und versöhnen[1]

In einer Zeit, in der so viel Hass in der Welt ist, in der die Überzeugung zu schwinden scheint, dass Menschen sich nicht nur befeinden, sondern sich auch befreunden können, scheint es mir wichtig, sich vom psychologischen Standpunkt aus Gedanken darüber zu machen, wie man mit Konflikten in menschlichen Beziehungen so umgehen kann, dass immer auch wieder nahe, vertrauensvolle Beziehungen entstehen können – Beziehungen, in denen man einander fördert, damit ein gutes Lebensgefühl möglich wird.

Es geht mir nicht um Verzeihen und Versöhnen als moralische Forderung, sondern als eine psychologische Fähigkeit, fast eine Kunst, die hohe Anforderungen an uns stellt. Verzeihen und Versöhnen ist aus meiner Sicht ein beziehungsdynamisches Konzept. Ein Konflikt muss innerlich »durchgetragen« werden, dann können wir uns auch wieder neu auf die Beziehung einlassen, in der der Konflikt sich ereignet hat. Wie geht das? Wie kann man mit den verschiedenen Gefühlen, die daran beteiligt sind, umgehen?

Was heißt es, zu verzeihen und sich zu versöhnen? Wie kann es gelingen? Warum ist es so schwierig? Wann kann es falsch sein, sich zu versöhnen? Zu verzeihen und sich zu versöhnen ist manchmal ein langwieriger Prozess, der aber zu einer größeren Freiheit führt und uns aktiv unser aktuelles Leben gestalten lässt. Dieser Prozess lässt uns nicht der Vergangenheit verhaftet bleiben, sondern führt dazu, dass es uns gelingt, immer wieder die Opferpositionen, in die wir hineingeraten, zu überwinden und selbstwirksam zu werden.

Verzeihen, sich versöhnen: Das sind keine psychologischen Kategorien. Und dennoch ging und geht es im Leben, aber ebenso in der Psychotherapie letztlich immer auch darum, sich mit sich selbst zu versöhnen, mit dem eigenen Schicksal, mit Menschen, die uns geschadet haben. Man spricht in der Psychotherapie eher davon, schwierige Lebenserfahrungen, wenn man sie durchgearbeitet hat, loszulassen, damit man sich wieder neu auf das Leben einlassen kann. Die Fähigkeit loszulassen aber ist verbunden mit der Fähigkeit, verzeihen und sich versöhnen zu können.

Verzeihen und sich versöhnen ist ein aktives Tun und erwächst aus einem Entschluss, durch den man aus der Position des bloßen Opfers herausfindet zu einer Position der Würde.

Wenn wir verzeihen und uns versöhnen

Immer einmal wieder entzweit man sich mit Menschen: Man hat mit ihnen einen Konflikt, einen Streit. Man ist übervorteilt worden, beschämt, betrogen, empfindet einen Angriff als ungerecht, ist enttäuscht, weil der andere Mensch nachlässig war. Oder aber man ist neidisch und gerät aus Neid, den man vielleicht maskiert, in Distanz zum anderen Menschen, man greift selber an, ist gemein, entwertend. Gerade zwischen Menschen, die sich gegenseitig wichtig sind, entstehen viele Situationen, die zu Verstimmung, Ärger, Streit, Entzweiung und Distanz führen. Es ist unter Menschen unmöglich, sich nicht gelegentlich zu streiten. Das Streiten hat sogar einen tiefen Sinn und kann das menschliche Zusammenleben wesentlich verbessern: Wenn wir gut streiten, dann wissen wir, was unsere Position ist und wie wir für sie und damit für uns selber einstehen wollen. Natürlich geht das nicht ohne Kompromisse ab: Aber wenn jede und jeder besser weiß, was für sie oder für ihn in einer bestimmten Situation besser ist, und auch dafür einstehen kann, wird das Zusammenleben für alle befriedigender. Wenn wir aber nur streiten, werden wir uns mit allen Menschen zerstreiten, wir werden einsam und dadurch geschwächt. Wir werden uns mit den anderen Menschen und dem Leben verfeinden, statt uns damit zu befreunden. Und dadurch verlieren wir Lebensqualität. Wenn es also sinnvoll ist zu streiten, dann müssen wir auch lernen, einander zu verzeihen und uns wieder zu versöhnen.

Gelegentlich sind wir auch mit uns selbst zerfallen, wir liegen mit uns selbst im Streit. Von uns selber können wir uns nicht so leicht befreien. Immer im Streit mit sich selbst zu liegen, kostet viel Energie und bewirkt, dass wir psychisch unausgeglichen sind, der Vergangenheit verhaftet, ohne Perspektiven auf die Zukunft. Wir müssten auch uns selber viel verzeihen und uns immer wieder mit uns selbst versöhnen.

Manchmal sind wir nicht mit uns selbst zerfallen, sondern mit dem Schicksal: Wir sind ganz und gar nicht einverstanden mit unserem Schicksal, finden, wir hätten ein anderes, ein besseres verdient. Ziel einer Psychotherapie ist es unter anderem, sich mit dem eigenen Schicksal zu versöhnen. Wir können uns selbst nicht austauschen, aber verändern. Ein Schicksalsschlag trifft uns, wir verlieren einen für uns wichtigen, geliebten Menschen. Gelingt es uns, uns mit unserem Schicksal zu versöhnen, können wir besser damit umgehen, haben weniger Gefühle der Wut, des Hasses, weniger Schuldgefühle und können unser Leben trotz des Schicksalsschlags besser meistern.

Was heißt es, sich zu versöhnen?

Verzeihen meint, sich etwas zu versagen, den Anspruch auf Genugtuung oder Rache aufzugeben. Sich zu versöhnen bedeutet, eine Verfehlung, oder was wir für eine Verfehlung halten, schuldhaftes Verhalten, nicht mehr übel zu nehmen, sondern zu verzeihen und darüber hinaus wieder eine vertrauensvolle Verbindung herzustellen, auch wenn man nicht weiß, ob diese Verfehlung nicht erneut vorkommen wird. Das ist eine wichtige Voraussetzung. Natürlich hofft man, dass die Verfehlung nicht wieder geschieht, aber man kann es nicht wirklich wissen, und man darf es auch nicht wirklich erwarten. Es ist ein Brückenschlag über einen Abgrund hinweg – und alle wissen um den Abgrund, lassen aber diesen Abgrund nicht mehr das Leben bestimmen.

Indem man sich entschließt, sich zu versöhnen, leistet man einen großen Vertrauensvorschuss. Man ist großzügig, großherzig. Man bietet wieder eine vertrauensvolle Verbindung an, bei der Kränkungen, Ressentiments, Hass und Groll hinter sich gelassen werden. Sich zu versöhnen ist nicht nur eine Gabe an den Missetäter oder an die Missetäterin, es ist vor allem eine Gabe an den Versöhnungswilligen selbst: Etwas, was verdorben schien, kann wieder gutgemacht werden. Ob die versöhnlichen Gesten angenommen werden, ist dann eine andere Frage. Gegenseitige Versöhnung ist auch ein gegenseitiges Geschenk.

Zur Versöhnung müssen wir uns entschließen. Wir können sie nicht fordern, aber vielleicht fördern. Sich versöhnen ist mehr als verzeihen, beruht aber auf dem Verzeihen. Um verzeihen zu können, muss man die Verletzung wahrnehmen, den Ärger oder die damit verbundenen Scham spüren und sich erholen, aber auch verstehen, warum es zu dieser Situation gekommen ist. Das Mehr bei der Versöhnung besteht in der Entschlossenheit, diese Beeinträchtigung hinter sich zu lassen und sich dem anderen Menschen wieder in Liebe oder allenfalls in Respekt zu verbinden. Wir können einem Menschen verzeihen, ohne dass wir wiederum in eine Beziehung zu ihm oder zu ihr eintreten, ohne dass wir uns wirklich versöhnen.

Einander zu verzeihen und sich zu versöhnen bewirkt eine Entlastung. Die Beziehung kann wieder gelebt werden, man kann sich wieder aufeinander verlassen. Das ist gerade im Umgang mit alltäglichen Ängsten eine wichtige Erfahrung.

Haben wir etwas falsch gemacht, dann werden wir uns »entschuldigen«. Die Entschuldigung ist eigentlich eine *Bitte um Entschuldigung*, man bittet darum, dass diese angenommen wird. Die Entschuldigung stimmt den Menschen, dem wir etwas angetan haben, milder. Die Entschuldigung hat aber auch eine Wirkung auf den, der sich entschuldigt: Mit der Tat oder mit dem Verhalten haben wir uns auch von uns selbst entfernt. Mit der Bitte um Entschuldigung kommen wir uns selbst wieder nah.

Bieten wir Versöhnung an, so verlangen wir eine noch größere Leistung vom anderen: Er oder sie soll auf Hass und Rache verzichten. Die Versöhnung ist dialogisch: Beide bringen eine Leistung, beide vergessen nicht, dass sie einander verziehen haben und dass sie wieder »neu« miteinander beginnen. Dieser Entschluss zum Neuanfang ist sehr wichtig. Sich zu entschuldigen und zu verzeihen – das ist unser eigener Entschluss, zu dem wir kommen können. Bei der Versöhnung ist es etwas schwieriger: Dieser Neubeginn hat, wie jeder Neubeginn, etwas Schöpferisches, was von keinem der beiden wirklich »gemacht« werden kann, es muss sich ereignen.

Wenn wir uns versöhnen können, dann sind wir nicht nur mit uns selbst wieder einverstanden, sondern auch mit dem anderen, neue Zuneigung kann entstehen, eine Liebe wieder aufblühen. Wir sind dann in einem weiteren Zusammenhang auch wieder grundsätzlicher einverstanden mit dem Leben: Wir erfahren, dass auch etwas, was heillos verstrickt zu sein schien, wieder heil werden kann. Das ist eine gute Erfahrung, die wir verinnerlichen und die uns dazu verhilft, Konfliktsituationen auch in der Zukunft wenn nicht positiver, so zumindest offener zu beurteilen.

Versöhntsein ist ein Zustand der bejahenden Integration: Wir sind Menschen, immer einmal zerfallen mit uns selbst, mit anderen, mit der Schöpfung, aber immer auch wieder neu einverstanden mit uns selbst, mit dem Leben als Ganzem, trotz Verlust, Tod und Terror, trotz aller Widrigkeiten und Schrecken. Es ist gut, so wie es ist, auch wenn es durchaus besser sein könnte. Versöhntsein mit anderen Menschen ist ein Zustand gegen die Abspaltung: Wir sind wieder in Beziehung zu ihnen, ihr Reichtum ist auch unser Reichtum, wir können sie lieben und werden geliebt, wir gehören zueinander. Das gibt auch Geborgenheit, auch wenn diese Nähe immer einmal wieder verloren geht, kann sie wieder neu entstehen. Wir sind jetzt wieder frei, miteinander etwas zu gestalten. Versöhnung bringt Freiheit. Gefühle der Freude, der Zufriedenheit, ein hinreichend gutes Selbstwertgefühl. Man ist nicht mehr ein Opfer der Umstände, des Lebens.

Es ist leichter, sich zur Versöhnung zu entschließen und sie zu wollen, wenn man immer einmal wieder dieses entlastende Gefühl des Versöhntseins erlebt, wenn man immer einmal wieder erfährt, dass man sich entzweit, dass man sich aber auch wieder versöhnen kann. Und man muss auch erlebt haben, wie ein Gefühl des Unversöhntseins die Lebensqualität mindert, einen ausschließt, blind macht und in die Vereinzelung zurückwirft.

Verzeihen und versöhnen

Voraussetzung, um verzeihen zu können und versöhnlicher zu werden, ist, genauso wie für gutes Streiten, die unverletzte Intersubjektivität[2], das Akzeptieren, dass jeder Mensch gleichwertig ist und in gleicher Weise Anspruch hat geachtet und respektiert zu werden, dass Menschen auf wechselseitige Anerkennung hin angelegt sind und dass sich jeder Mensch gern in diesem Leben verwirklichen möchte.

Ob es gelingt, zu verzeihen und sich zu versöhnen, hängt von vielen Aspekten ab:

- von der Bedeutung der Beziehung, in der der Konflikt sich ereignet, aber auch von der grundsätzlichen Bindungsfähigkeit
- von der Art und der Bedeutung des Angriffs, aber auch von der Verletzbarkeit
- vom Umgang mit Ärger und Ärgerfantasien
- vom Selbstwertgefühl und von der Fähigkeit, dieses zu regulieren
- von der habituellen Schattenakzeptanz
- von der Fähigkeit zu trauern
- von den prosozialen Gefühlen
- von der Fähigkeit zur Empathie
- vom Entschluss zur Versöhnung und der Wiedergutmachung

Alle diese Aspekte enthalten in sich Ansätze, um verzeihender und versöhnlicher zu werden. Abhängig von der Persönlichkeit der Menschen, die sich versöhnen wollen, und von der Situation, in der Versöhnung notwendig ist, werden einzelne Aspekte mehr im Vordergrund stehen.

Der Aspekt der Beziehung

Wenn beiden Streitenden die Beziehung wichtig ist, dann ist die Wahrscheinlichkeit groß, dass sie sich versöhnen. Nun sind uns Menschen Bindungen überhaupt wichtig, und einander zu verzeihen und sich zu versöhnen ist auch deshalb bedeutsam, weil wir damit die Bindungen, die in Gefahr sind, wiederherstellen können. Ist uns eine Beziehung nicht wichtig, dann haben wir wesentlich weniger Anlass, uns zu versöhnen.

Bowlby[3] hat postuliert, dass es biologisch angelegte Bindungssysteme gibt, die bewirken, dass jedes Junge einer Spezies, also auch die Jungen der Spezies Mensch, bei Gefahr – komme sie von außen oder von innen – Sicherheit und Schutz bei einem Älteren sucht. Diese Älteren sind meistens die Eltern. Die Bindungsperson ist die Person, zu der das Neugeborene in den allerersten Lebensmonaten am meisten Kontakt hat. In dieser Zeit wird die Bindung an die Bindungsperson ausgebildet. Droht irgendwann im Leben Trennung, wird das Bindungssystem aktiviert und damit die Bindungsmuster, die man am Anfang des Lebens gebildet hat, die sich aber im Laufe des Lebens durch neue Beziehungserfahrungen auch verändern können. Haben wir einen Konflikt mit einem uns nahen Menschen, werden unsere Bindungsmuster aktiviert, die wir in der Kindheit erworben haben. Wir können vertrauensvoller sein, wir können sofort misstrauisch werden usw.

Mary Ainsworth und ihre Mitarbeiter und Mitarbeiterinnen haben einen Test entwickelt, die »Fremde Situation«, mit dem die Bindungsqualität gemessen werden kann.[4] Kinder mit einem sicheren Bindungsmuster zeigen Kummer, wenn die Mutter den Raum verlässt. Sie unterbrechen möglicherweise das Spiel, suchen nach der Mutter, lassen sich nicht so leicht von anderen trösten oder zur Neuaufnahme des Spiels überreden. Kommt die Mutter zurück, suchen sie kurz Nähe und Körperkontakt, begrüßen sie freudig und nehmen ihr Spiel wieder auf. Eine sichere Bindung erlaubt es dem Kind also, mit schwierigen Lebenserfahrungen und den damit verbundenen Erregungszuständen umzugehen, sie zu regulieren.

Kinder mit einem sicheren Bindungsmuster zeigen in späteren Beobachtungssituationen, zum Beispiel im Kindergartenalter, adäquates Sozialverhalten. Sie können Konflikte eher selbstständig lösen, haben mehr positive Affekte, also Interesse, Freude usw., mehr Fantasie und mehr Ausdauer. Sie werden beschrieben als konzentrierter, erfindungsreicher, frustrationstoleranter und neugieriger. Auch können sie Gefühle der Trauer und der Aggression zulassen, diese formulieren, und sie können sich Hilfe und Trost holen.[5]

Von anderen theoretischen Hintergründen her kann man das sichere Bindungsmuster mit dem Konzept des »Urvertrauens«[6] oder mit dem Konzept des ursprünglich positiven Mutterkomplexes[7], wie ihn Jung und andere beschrieben haben, in Zusammenhang bringen. Bei all diesen Konzepten geht es um die Bindung, um die Interaktion zwischen Beziehungsperson und Kind.

Nun fragen Bindungstheoretiker und Bindungstheoretikerinnen nach den Voraussetzungen dafür, dass Kinder eine sichere Bindung entwickeln können.[8] Die mütterliche Feinfühligkeit im Umgang mit dem Kind ist dabei wesentlich, ebenso wie die Einstellung der Mutter ihrer eigenen Kindheit gegenüber[9]. Eine weitere wichtige Erfahrung, die zu einer sicheren Bindung führt, ist der Umgang der Bindungsperson mit den Affekten. Die Bindungsperson nimmt die Affekte wahr, die ein Kind hat – Kinder können ja durch Affekte ungeheuer gestört sein –, lässt den Affekt zu, versteht ihn, z.B. die ungeheure Wut oder die Trauer usw., und versteht es darüber hinaus, diesen zu verändern, ihn erträglich zu machen. Oft genügt es, dass man einem Kind bestätigend sagt: »Mensch, jetzt bist du aber wirklich wütend.« Und man kann das mit einer Stimme und einer Intonation sagen, die eine Struktur in diesen überbordenden Affekt legt. Ist ein Kind sehr traurig, wird man mit einer tröstenden Stimme sprechen und das Kind halten, vor allem aber den Affekt der Trauer nicht verleugnen.

Fonagy[10] hat weiter festgestellt, dass die »Fähigkeit der Eltern, eigenes und fremdes mentales Befinden zu reflektieren«, ein guter Prognosefaktor für die Bindungsqualität des Kindes ist. In dieser Fähigkeit sind möglicherweise einige der oben genannten Bedingungen für eine sichere Bindung enthalten, wie etwa Feinfühligkeit, eine gute Affektabstimmung, Wissen darüber, welche zunächst unbewussten Erwartungen man an das Kind hat.

Ein lebendiges, andauerndes Interesse am Kind ist wahrscheinlich eine weitere Grundvoraussetzung für eine sichere Bindung.[11] Aber nicht nur das Zulassen von Interesse bewirkt Bindung, sichere Bindungen erlauben auch eigene Interessen. Wer unsicher gebunden ist, kann durch neue Bindungserfahrungen, zum Beispiel in der Psychotherapie, ein sicheres Bindungsmuster entwickeln.

Wenn uns eine Beziehung wichtig ist und wenn wir eher sicher gebunden sind, dann werden wir in Konfliktsituationen leichter verzeihen und versöhnlicher sein können.

Die Art des Angriffs und die Verletzbarkeit

Erleben wir einen Angriff als heftig, als ins Zentrum unseres Selbstwerts zielend, ungerechtfertigt, brutal – ohne jede Einfühlung, vielleicht auf nacktes Dominieren aus –, werden wir uns zunächst eher rächen wollen, als an Versöhnung zu denken. Ist ein geliebter Mensch ermordet worden, werden wir zunächst nicht an Versöhnung denken, sondern an Rache.

Auch hier gilt: Bringen wir lebensgeschichtliche Erfahrungen von immer wieder ungerechtem Angegriffen-worden-Sein mit, werden wir die Angriffe eher als bösartig und böswillig ansehen, sind wir respektiert worden, werden wir unter Umständen auch eine ziemliche Respektlosigkeit zunächst noch auf mildernde Umstände hin befragen. Das mag nach außen naiv wirken, kann aber eine recht gute Wirkung haben: Es beunruhigt den Empfänger oder die Empfängerin weniger, und dadurch kann eine Streitsituation weniger eskalieren. Eine Verständigung ist dann leichter herbeizuführen.

Menschen sind aber auch von ihrer Persönlichkeit her unterschiedlich in ihrer Vulnerabilität, in ihrer Verletzbarkeit.

Darüber hinaus gilt: Gleicht ein Angriff den Angriffen, mit denen wir uns auch schon früher, besonders auch als Kind, auseinandersetzen mussten, wird er uns mehr treffen. Hat ein Mensch wenig gute Lebenserfahrungen verinnerlichen können, ist vielen Problemen ausgesetzt gewesen und hatte wenig Unterstützung und Hilfe von Erwachsenen, wird er oder sie empfindlicher auf Angriffe reagieren als andere, denn es sind wenig Modelle vorhanden, wie man mit derartigen Angriffen umgehen kann. Manchmal hat ein Mensch außer gewaltsamem Wehren keine andere Konfliktlösungsmöglichkeit gelernt.

Der Umgang mit Ärger und Ärgerfantasien

Haben wir gelernt, den Ärger auch in geringer Dosierung wahrzunehmen und ihn so zum Ausdruck zu bringen, dass nicht großer Ärger entsteht, dann ist die Bereitschaft zur Versöhnung wesentlich größer, ist vielleicht schon die Auseinandersetzung in einem versöhnlichen Ton möglich. Wer seine Ärgerfantasien bewusst zulassen kann, weiß um seine Rachegelüste und muss diese nicht unbedingt in der Realität umsetzen.

Ob die Verletzung benannt werden kann – und die Verletzung ist sehr oft eine Verletzung des Selbstwertgefühls –, hängt mit dem habituellen Selbstwertgefühl zusammen.[12]

Das Selbstwertgefühl

Mit einem hinreichend sicheren Selbstwertgefühl[13] kann man mit mittleren Kränkungen so umgehen, dass man sich relativ rasch wieder auf das normale Selbstwertgefühl einregulieren kann. Man schämt sich nicht über die Maßen, man erinnert sich auch nicht ständig an die Kränkung: Man fragt sich, was geschehen ist, nimmt den Ärger wahr und entscheidet sich, ob etwas in die Verantwortung genommen werden muss, ob man etwas verändern kann, wenn der Vorwurf berechtigt ist. Man wird sich selber trösten, indem man sich etwa sagt, dass man auch bessere Seiten hat als die gerade kritisierten, dass man auch schon einfühlender reagiert hat usw. Von einem Ungleichgewicht im Bereich des Selbstwertgefühls, in das wir durch einen Angriff von außen, aber auch durch eigenes Fehlverhalten geraten sind, versuchen wir so rasch wie möglich wieder ein Gleichgewicht zu finden.

Jeder Konflikt beeinflusst unser Selbstwertgefühl. Die Regulierung des Selbstwertgefühls angesichts von Kränkungen, Konflikten und Enttäuschungen, aber auch von Schicksalseinbrüchen, von Realitäten wie Alter, Krankheit und Tod ist eine menschliche Aufgabe. Und diese Regulierung gelingt einmal besser, einmal schlechter. Die Erhaltung und Wiederherstellung eines hinreichend guten Selbstwertgefühls ist eine Grundmotivation des Menschen. Es geht dabei keineswegs um ein übertriebenes, durch nichts zu erschütterndes Selbstwertgefühl – dieses stammt eher aus einer Abwehr von Minderwertigkeitsgefühlen –, sondern darum, dass das Selbstwertgefühl immer wieder reguliert werden kann, dass wir uns immer wieder, trotz selbstwertbelastender Erfahrungen auf ein für uns gutes Maß einregulieren können.

Die Quelle des hinreichend guten Selbstwertgefühls ist wohl die Freude und das Interesse, das die Beziehungspersonen dem Säugling gegenüber ausdrücken und ihm dadurch vermitteln, dass er ein erfreulicher, interessanter Mensch ist. Sein Selbst wird beantwortet in einem positiven Sinn von außen. Und das brauchen wir Menschen auch später im Leben: Was wir sind und was wir machen, verlangt eine Anerkennung von außen, es muss zumindest gesehen werden. Nun wenden uns die Menschen natürlich nicht nur den freudigen Blick zu – und das erwarten wir auch nicht –, aber etwas mehr Anerkennung und etwas weniger Abwertung würde dem Selbstwertgefühl generell guttun. Es ist bekannt, dass Menschen, die sich »positive Illusionen«[14] machen über das, was sie sind und was sie tun – nicht sehr überzogen, doch alles ein wenig schöner sehen, als es ist und als sie es sind –, ein sichereres Selbstwertgefühl haben. Es geht ihnen besser, sie sind »robuster« im Umgang mit dem Leben. Gibt uns die Umwelt die Anerkennung und den Respekt nicht, dann leisten wir das offenbar selber.

Wir beziehen das gute Selbstwertgefühl aus dem, was wir tun, und aus dem, was wir in der Welt bewirken können, aus unserer Selbstwirksamkeit. Unser Wirken und unsere Leistungen geben uns aber nur dann ein gutes Selbstwertgefühl, wenn sie von anderen auch gesehen oder anerkannt werden.[15] Vielleicht auch, wenn wir sie selber sehen und anerkennen.

Ein gutes Selbstwertgefühl, so die Ergebnisse der Forschungen von Schütz, beziehen wir auch aus dem Eingebundensein in soziale Beziehungen. Dadurch erleben wir Freude und Interesse an uns. Aber auch unser Interesse wird stimuliert, wir erleben Anregung, aber auch Geborgenheit und die Gewissheit, dass wir Hilfe bekommen, wenn wir sie brauchen, und dass wir selbst Hilfe geben können, wenn sie benötigt wird. Zudem bekommen wir immer wieder Rückmeldungen, wie wir gesehen werden. Das kann einfach erfreulich sein, es kann aber auch dazu führen, dass wir etwas verändern und uns entwickeln müssen. An den anderen kommen wir zu uns selbst und haben ein gutes Selbstwertgefühl. Aus einem guten Selbstwertgefühl finden wir aber auch den Weg zu den anderen Menschen, zu einem sozialen Beziehungsnetz. In guten Beziehungen begegnet man sich mit Wohlwollen, wünscht sich das Beste – der Neid steht nicht im Vordergrund. Das ist auch das Charakteristikum von freundschaftlichen Beziehungen.

Die Freude, das Interesse am anderen Menschen, die Anerkennung, der Respekt und die Aufmerksamkeit – all das müssten wir in menschlichen Beziehungen immer wieder einbringen. Nicht nur die Kritik, nicht nur das Schweigen. (Nichts gesagt ist genug gelobt – so heißt ein Sprichwort in der Schweiz.) Das heißt nicht, dass man mit anderen Menschen immer einverstanden sein muss, der Widerspruch wird gerade dann konstruktiv und fordert zu Kreativität heraus, wenn er in einer akzeptierenden Atmosphäre erfolgt – und nur dann.

Erinnerungen an gute Beziehungserfahrungen, in denen unser Wert gesehen wurde, sind selbstwertstützend. Menschen, die uns zu verstehen gegeben haben, dass sie sich an uns freuen, dass wir für sie in irgendeiner Hinsicht wertvoll waren. Aber auch Beziehungsepisoden mit Eltern und Geschwistern in der Kindheit, die stimulierend waren, die uns aufgebaut haben. Auf diese Erinnerungen können wir zurückgreifen, wenn die Welt wenig selbstwertschonend mit uns umgeht – und das tut sie ja recht oft –, um unser Selbstwertgefühl wieder zu regulieren. Es gibt nie nur schlechte Erfahrungen, die wir dann verinnerlichen und als Erwartungen wieder an die anderen Menschen herantragen. Es gibt immer auch gute Erfahrungen, auch in schwierigen Biografien, die wir auch verinnerlicht haben und die für uns Ressourcen darstellen können.

Es gibt aber auch weitere Ressourcen. Wir alle haben Quellen, auf die wir zurückgreifen können. Alles, was uns guttut, ist eine Ressource für die Selbstregulierung und für die Selbstwertregulierung. Im Laufe eines Lebens entwickeln wir vielfältige Techniken im Umgang mit uns selbst, besonders, wenn es uns gerade einmal nicht so gut geht. Die meisten Menschen haben ein ganzes Arsenal von solchen Techniken und wenden sie auch recht oft an – ohne viel darüber nachzudenken. Die Reflexion setzt dann ein, wenn diese »Mittel« nicht mehr greifen, wenn ein rascher Spaziergang den aufgestauten Ärger etwa nicht mehr zum Verschwinden bringt, die geliebte Musik die Gefühle des Beschwingtseins nicht mehr hervorzulocken in der Lage ist.

Ressourcen finden wir dort, wo uns etwas ganz wichtig ist im Leben, etwas, das uns Lebensqualität ermöglicht, etwas, das uns Freude macht, uns interessiert. Ressourcen finden wir auch in unseren Träumen und in unseren Fantasien. Dabei sind gerade unsere Fantasien im Zusammenhang mit Entzweiung und Versöhnung wichtig. Wir sind ihnen bis jetzt eher begegnet im Sinne von Vorstellungen über die Absichten der Menschen, die uns Übles tun, auch in den elaborierteren Ärgerfantasien. In unserer Vorstellung können wir Konflikte abbilden, uns aber auch Lösungen ausmalen, Strategien der Versöhnung. Wir können uns auch Erlebnisse und Erfahrungen mit Konflikten in Erinnerung rufen, die in uns damals ein Gefühl der Kompetenz und der Befriedigung, ein Wohlgefühl bewirkt haben. Wir können uns in der Fantasie auch Situationen wieder bewusst machen, in denen wir uns versöhnt haben, und damit auch die Gefühle, die das Sich-Versöhnen mit sich bringt, wieder beleben. Indem wir uns daran erinnern, holen wir uns diese Gefühle wieder zurück – und diese machen uns zufriedener, geben uns ein besseres Selbstgefühl und ein besseres Selbstwertgefühl.

Schattenakzeptanz

Der Schatten muss so weit wie möglich erkannt werden, er muss emotional bewusst als eigene Lebensmöglichkeit erfahren werden, in seinen schlechten und in seinen guten Konsequenzen für das eigene Leben und das Leben der anderen. Entweder erfüllt uns das mit einem neuen Gefühl von Echtheit und Stimmigkeit, oder wir werden von Trauer erfasst, weil es uns nicht gelingt, so zu sein, wie wir es uns vorstellen. Auch aus dieser Trauer erwächst eine neue Authentizität. Wir müssen das Selbstbild eines perfekten

Menschen opfern, dafür sind wir echter, lebendiger und projizieren den Schatten weniger auf andere. Und in den Beziehungen sind wir zudem weniger naiv. Denn haben wir einmal wirklich akzeptiert – und das ist gar nicht einfach, auch wenn es einfach klingt –, dass wir Schattenseiten haben, wissen wir, dass wir immer auch für eine Überraschung gut sind, und nicht nur für eine positive Überraschung. Wenn wir akzeptieren, dass unsere eigenen Schattenseiten immer wieder einmal im Spiel sind, dann erwarten wir, dass auch unsere Mitmenschen bewusst oder unbewusst ihre Schattenseiten ausspielen.

Gelingt es uns, unsere Schattenseiten zu akzeptieren, und das gelingt uns nur, wenn wir uns auch auf unsere »Sonnenseiten« beziehen können, dann werden wir sie auch bei unseren Mitmenschen leichter akzeptieren können. Um den Schatten bei sich akzeptieren zu können, braucht man ein hinreichend gutes Selbstwertgefühl, das immer wieder ausbalanciert werden kann, denn man muss die mit dem Schatten verbundene Scham und Reue aushalten können. Ein hinreichend gutes Selbstwertgefühl haben wir eher, wenn wir auch die guten Anteile in uns kennen, die Seiten, die wir an uns akzeptieren können, die uns gefallen.

Erleichternd ist für die Akzeptanz des Schattens, wenn wir uns einzelnes schattenhaftes Verhalten ansehen und uns überlegen, wie wir damit umgehen können. Wenn wir den Schatten indessen generalisieren und uns vorstellen, wie verschattet wir sind, wenn wir all unser schattenhaftes Verhalten, das wir schon an den Tag gelegt haben, gleichzeitig sehen, gelingt das nicht. Es geht um die einzelnen Schattenaspekte in der jeweiligen Situation. Und das sind die Situationen im menschlichen Zusammenleben, wenn wir bereuen, was wir getan, was wir gesagt, was wir gedacht haben. Schattenanteile können Aspekte unserer Persönlichkeit sein, die wir geradezu hassen. Wenn wir in dieser Weise reagieren, dann hassen wir uns, hassen, was wir gemacht haben, sind von tiefer Reue erfasst und wissen, dass das, was geschehen ist, nicht ungeschehen gemacht werden kann, auch wenn man es noch so gern ungeschehen machen würde. Daraus ergibt sich die Notwendigkeit, sich mit sich selbst zu versöhnen, und wenn man lernt, sich mit sich selbst zu versöhnen, ist das eine gute Grundlage, um sich auch mit anderen Menschen zu versöhnen. Menschen, die sich selber auch mit Ecken und Kanten akzeptieren können, haben ein besseres Selbstwertgefühl, und sie können zudem auch leichter die Mitmenschen mit Ecken und Kanten akzeptieren, so das Ergebnis der empirischen Forschung von Astrid Schütz.[16]

Schattenakzeptanz bringt auf der individuellen Ebene Frieden mit sich selbst. Ich akzeptiere meine Begrenztheit, ich weiß, ich bin mir selber immer für eine Überraschung gut, auch für eine unangenehme. Wenn wir unsere Begrenztheit akzeptieren, so heißt das nicht, dass wir unsere Grenzen nicht ausschreiten und gelegentlich auch verantwortlich überschreiten sollten. Psychologisch gesehen geht es bei der Schattenakzeptanz um mehr Echtheit, um mehr Authentizität und darum, dass wir nicht die anderen Menschen für das verantwortlich machen, was in unserer eigenen Verantwortung liegt.

Gelingt es uns, den Schatten zu akzeptieren, und das erfordert immer wieder neue Anstrengung, dann ist niemand ganz gut, niemand aber auch ganz böse, und so kann man einen Konflikt als ein Zusammenspiel sehen, zu dem beide etwas beigetragen haben.

Jungs Antwort auf die Frage des Bösen in seinem letzten Lebensjahr lautete: »Wer also eine Antwort haben will auf die heute gestellte Frage des Bösen, der bedarf in erster Linie der gründlichen *Selbsterkenntnis* [...]. Er muss ohne Schonung wissen, wie viel des Guten er vermag und welcher Schandtaten er fähig ist, und er muss sich hüten, das eine für wirklich und das andere für Illusion zu halten.«[17]

Das aber ist letztlich die Voraussetzung dafür, dass wir einander verzeihen und uns auch wieder versöhnen.

Der Schatten in der Beziehung

Jeder Mensch bringt in jede Form der Beziehung Schattenanteile mit. Die Mitmenschen sehen unsere Schattenanteile besser als wir selbst. Ertappt man aber jemanden bei einem Verhalten, das dieser Mensch für schattenhaft hält, beschämt das ungemein – und die Scham kann dann mit Wut abgewehrt werden. Das können gelegentlich eher harmlose Bemerkungen sein, die zu einem größeren Konflikt führen. So sagte ich einmal bei der Besprechung einer Seminararbeit zu einer Studentin, nachdem wir festgestellt hatten, dass immer die letzte Zeile einer Seite fehlte und ich dadurch einige Übergänge nicht verstand, das sei ja jetzt »dumm«. Im Schweizerdeutsch meint das einfach, dass etwas dumm gelaufen ist, ein wenig unglücklich, aber harmlos. Die Studentin reagierte sichtlich verstimmt. Auf meine Frage, was sie denn jetzt gehört habe, meinte sie, ich hätte sie, die Studentin, als dumm bezeichnet – und das sei das Schlimmste, was man ihr sagen könnte. Dumm sein, das sei »das Allerletzte«. Es brauchte viel Überzeugungsarbeit, um diese vermeintliche Schattenverschreibung einigermaßen rückgängig zu machen.

In einer Beziehung projizieren wir unseren Schatten, oder wir delegieren ihn auch. Wir bringen einen Partner oder eine Partnerin dazu, unseren Schatten auszuleben.

Da ist eine Frau sehr darauf erpicht, friedfertig zu sein. Natürlich erlebt sie auch Ärger und die dazugehörende ärgerbedingte Aggression, denn sie ist ein Mensch wie alle anderen Menschen auch. Aber sie ist der Ansicht, mit ihrem Ärger gut umgehen zu können, wenn bloß ihr Mann sich nicht wegen jeder Kleinigkeit ärgern würde und unflätige Worte ausstoßen würde. Ihr Mann wundert sich, dass er zu Zeiten, in denen seine Frau abwesend ist, viel weniger aggressiv ist. Sie wundert sich, dass sie in ihrem Geschäft viel aggressiver ist als zu Hause und sich wesentlich mehr ärgert. Ihr Mann hat ein Problem mit seinen Aggressionen, aber seine Frau hat ihm die ihren gerade auch noch aufgepfropft. So kann sie ihn kritisieren, sie kann ihm helfen, sie kann liebevoll sein, weil sie mit einem so aggressiven Mann weiter zusammenlebt und ihn nicht verlässt – und sie muss sich nicht mit ihrem Schatten auseinandersetzen.

Gelegentlich vereinigen sich auch energetisch wenig bedeutsame Schattenanteile von beiden. Ein Paar sagt von sich, sowohl sie als auch er seien ein ganz klein wenig leichtsinnig – was sie als Schatten deklarieren. Wenn sie aber miteinander etwas unternehmen, dann sind sie »ganz schön leichtsinnig, da gibt es dann kein Halten mehr!« Dieser vereinigte Schatten scheint doch eine durchaus lustvolle Komponente zu haben.

Der Schatten spielt in unseren zwischenmenschlichen Auseinandersetzungen die zentrale Rolle. Bei unseren Partnern und Partnerinnen können wir den Schatten nicht mehr spannend finden. Vielleicht noch in der ersten Zeit der Verliebtheit. Da finden wir Schattenanteile noch »interessant« oder gar »niedlich«. Bald aber geben diese Seiten Anlass zu Ärger, vor allem auch, weil sich der geliebte Mensch trotz aller Liebe nicht bessert. Man ist dann richtig unversöhnlich mit der Fehlbarkeit des anderen Menschen – und kann es lange bleiben. So lange, bis man sich damit versöhnt und sich klarmacht, dass es dem Partner oder der Partnerin ähnlich mit uns ergeht. Schwieriger ist es, wenn Menschen sich ein Bild ihres Partners oder ihrer Partnerin machen, das der Projektion des eigenen Schattens entspricht. Da ärgert sich ein Mann noch über den Tod seiner Frau hinaus darüber, dass seine Frau geizig war und dass ihm dadurch vieles versagt geblieben ist. Während der Trauerarbeit wird ihm zunächst bewusst, dass er einen »Geizschatten« hat, dass seine Frau möglicherweise auch geizig war – aber dann wird ihm immer klarer, dass seine Frau nicht geizig war, dass sie sich aber an ihn angepasst hatte und dass es eigentlich genug Gelegenheiten gab, bei denen sie das auch zum Ausdruck brachte. Er aber hörte nichts, sah nichts und war innerlich unfroh mit der Wahl dieser Frau, die zwar viele Qualitäten hatte, jedoch in seinen Augen geizig war. Wäre er sich seines Schattens bewusster gewesen, hätten die beiden zufriedener miteinander sein können.

Wer weiß, dass er oder sie auch schattenhaft reagieren kann, ohne dies zu beabsichtigen, kann schattenhaftes Verhalten bei anderen Menschen besser verstehen und akzeptieren. Auch ist man eher bereit anzusehen, was man selber zu einem Konflikt beigetragen hat. Beides führt dazu, dass wir uns auch leichter wieder versöhnen können.

Die Fähigkeit, den Schatten zu akzeptieren, hängt wesentlich vom Selbstwertgefühl ab. Wer ein hinreichend gutes Selbstwertgefühl hat, kann Schatten besser akzeptieren. Wer Schatten besser akzeptieren kann, verbessert dadurch das Selbstwertgefühl. Wer ein gutes Selbstwertgefühl hat, kann besser verzeihen und sich versöhnen. Wenn wir uns versöhnen und aus der Rolle des Opfers aussteigen, gewinnt unser Selbstwertgefühl. Dies umso mehr, als wir dadurch auch bessere Beziehungen zu unseren Mitmenschen herstellen können, was das Selbstwertgefühl abermals verstärkt.

Die Fähigkeit zu trauern

Im Trauerprozess, wenn wir ihn denn zulassen konnten, söhnen wir uns mit einem Verlust aus. Auch wenn wir keinen Menschen unwiederbringlich verloren haben, wenn wir uns zerstritten haben, so haben wir diesen Menschen vorübergehend doch verloren, und wir können uns ähnlich wie beim Tod eines geliebten Menschen sehr verlassen fühlen. Die vordem gute Beziehung wird als zerstört erlebt.

Der Trauerprozess ist ein Prozess der Versöhnung. Gelingt er, dann können wir uns einverstanden damit erklären, dass das Leben den Tod in sich hat, dass es Gewalt gibt, Zerstörung, die das Leben ganz durcheinander bringt. Trotz allem wenden wir uns wieder vertrauensvoll dem Leben zu, obwohl wir wissen, dass wir immer wieder einen Menschen verlieren können, dass es auch gewaltsame Tode immer wieder geben wird. Versöhnen ist etwas mehr, als den Verlust zu akzeptieren, beruht aber darauf. Versöhnen meint, trotz des Verlusts wieder Vertrauen in das Leben zu investieren, gemäß dem Vertrauen, das man zur Verfügung hat. Natürlich gibt es Menschen, die vertrauensvoller sind, andere sind weniger vertrauensvoll.

Wir trauern, wenn wir etwas verloren haben, das für uns einen Wert hatte. Überlassen wir uns den komplexen Gefühlen, die wir unter »Trauern« verstehen, dann verarbeiten wir den Verlust und lösen uns ab von dem, was wir verloren haben. Wir halten unsere Beziehung dazu in der Erinnerung präsent, das, was durch die Beziehung in uns geworden und gewachsen ist, und lösen uns in dieser Weise ab von dem, was wir verloren haben. Wir erholen uns aber auch von der Verwirrung, in die uns der Verlust gestürzt hat. Das Trauern, die Verarbeitung der Trennung, muss man aus der Beziehung heraus verstehen. Die Beziehung ist immer etwas anderes und mehr als das Ich und das Du. Und dennoch wird man die Geschichte der zu Ende gegangenen Beziehung als eine Geschichte zwischen einem Ich und einem Du erzählen.

Man kann aus der Typik eines Trauerprozesses auch für das Trauern in einer Situation der Entzweiung Hinweise finden.

Ich beschreibe kurz den Trauerprozess beim Tod eines geliebten Menschen. Haben wir einen geliebten Menschen verloren[18], sind wir zunächst schockiert. Nach einer ersten Phase, in der man es gar nicht glauben kann, dass ein geliebter Mensch tot ist, auf diese unwiederbringliche Weise abwesend, erfassen uns in einer zweiten Phase verschiedene Emotionen: Wir grämen uns, wir ängstigen uns, sind wütend auf den Menschen, der uns verlassen hat, auch wenn wir natürlich wissen, dass nur selten jemand den Tod selber wählt. Wir sind aber auch wütend auf das Schicksal, das uns genommen hat, worauf wir Anspruch zu haben meinen. Wir leiden unter Schuldgefühl, haben Liebesgefühle, Sehnsucht – und wir weinen, wir klagen. Wir verstehen uns selbst nicht mehr, wir verstehen aber auch die Welt nicht mehr. Wir leiden unter einer Identitätskrise: Wer sind wir denn noch, wenn wir diesen Menschen, dem wir nahe waren, mit dem wir so viel geteilt haben, nicht mehr haben? Wir fühlen uns allein, getrennt, beraubt. Unser Selbstwertgefühl ist beeinträchtigt. Diese Gefühle der Trauer, wenn wir uns ihnen überlassen können, führen dazu, dass wir uns an das Leben mit diesem Menschen erinnern. Denn aufgehört hat ja das gemeinsame Leben. Die gemeinsame Geschichte wird erinnert, Episoden aus der gemeinsamen Geschichte werden erzählt, immer vor dem Hintergrund, dass es so nie mehr sein wird. Meist sind die Erzählungen zunächst idealisierend, später eher nüchtern und betonen auch das, was nicht aufgegangen ist in der Beziehung. Die Schwierigkeiten werden benannt, aber auch deutlich all das, was schön war, was gut war, vor allem aber auch das, was in uns geweckt worden ist, belebt worden ist, herausgeliebt worden ist. Dankbarkeit, Schuldgefühle, Scham, Reue, Lieblosigkeit – sind die emotionalen Begleiter dieser Erinnerungsarbeit. Was bleibt, sind die Erinnerungen, die man uns nicht nehmen kann: gelebtes Leben, gewachsenes Leben – Dankbarkeit und tiefes Bedauern über Versäumtes. Aus der Dankbarkeit wird die Freude, die Freude am Leben.

Träume von der Heilung, die am Wendepunkt eines Trauerprozesses stehen, drücken das aus.

Eine Frau (42), die ihren Mann durch einen Herzinfarkt überraschend verloren hatte und die nicht nur den Verlust dieses sehr lieben Lebenspartners verkraften, sondern auch noch ökonomische Schwierigkeiten bewältigen musste, träumte:

> »Ich bin in einer Frühlingslandschaft, die ersten Blumen sind da, hie und da gibt es noch Restchen von schmutzigem Schnee, überall ist Wasser, die Sonne scheint, und ich fühle mich, als ob ich nach einer langen Krankheit zum ersten Mal wieder draußen wäre und die Schönheit des Frühlings sähe. Ich bedaure, dass Karl [ihr verstorbener Mann] das nicht mehr sehen kann, und ich freue mich, dass ich das alles noch sehen und erleben kann. Ich erwachte mit viel Energie und Freude – und dann fiel mir plötzlich ein, dass es ja Herbst ist. Aber in meiner Seele ist Frühling. Ein Gefühl, dass

alles wieder wachsen kann, erfüllt mich. Im Traum war ich ganz einverstanden mit dem Leben, trotz des Todes. Im Wachen versuche ich dieses Gefühl zu halten.«

Man wird wieder ganz, obwohl ein Teil von uns weggerissen worden ist und man um den Verlust weiß. Aber man ist wieder deutlicher von Hoffnung ergriffen. Der Mensch ist ja so gebaut, dass er immer auf das Bessere hofft. Diese Hoffnung kann vorübergehend in den Hintergrund treten, aber sie ist immer da, solange wir leben.

Wenn wir hoffen, so denken, fühlen und handeln wir, als ob das, was jeweils ansteht, zu bewältigen ist und zu einem guten Ende führen wird. Hoffnung ist die Emotion, die uns einem Licht zuwenden lässt, das noch nicht sichtbar ist. Aus dieser Hoffnung heraus ist auch immer wieder Versöhnung möglich.[19]

Wir sind versöhnt mit dem Leben, aber auch mit dem Menschen, der gestorben ist und der – in der Wahrnehmung des Trauernden – uns verlassen hat, ohne dass wir unser Einverständnis dazu gegeben haben.

Der Prozess des Trauerns kann auf den Prozess einer Kränkung, einer Beeinträchtigung, eines Verlusts von Geborgenheit, eines Verlusts von Vertrauen, kurz, auf alle jene Situationen, in denen wir einen Verlust erleiden, uns aber dennoch wieder versöhnen möchten, übertragen werden.

Die prosozialen Gefühle

Menschen können einander Wolf sein, sich gegenseitig dominieren, besiegen, zerfleischen wollen. Menschen können sich aber auch Freunde sein, freiwillig einander mit Wohlwollen begegnen, einander vertrauen, statt einander zu misstrauen. Menschen hassen nicht nur andere Menschen, sie lieben auch andere Menschen. Wir wollen nicht nur für uns etwas Gutes, sondern durchaus auch für Mitmenschen. Wir sind nicht nur egoistisch, wir sind auch altruistisch! Wir sind gern mit anderen Menschen zusammen, freuen uns mit ihnen, feiern mit ihnen. Wir leben ja nie nur aus uns selber, vieles, was wir sind, ist geweckt worden durch die Beziehung zu anderen Menschen. Wir sind von Grund auf auf Beziehung angelegt und auf Bindung. Diesem Bedürfnis nach einem Wir, das sich in den prosozialen Gefühlen auch zeigt, steht das Bedürfnis nach Individualität gegenüber, die wir gelegentlich auch mit harschen Mitteln verteidigen. Aber es wäre falsch, nur diesen Aspekt zu sehen. Je bewusster uns unsere prosozialen Gefühle sind, umso leichter fällt es uns, uns auch zu versöhnen.

Das Schöpferische[1]

Die Wirkung der Archetypen

In einem Vortrag von 1922 setzt sich Jung mit dem Schöpferischen auseinander. Im schöpferischen Gestalten – so Jung – kann man die Wirkung der Archetypen studieren. Dabei sieht er den schöpferischen Prozess als etwas weitgehend Autonomes in der Psyche des schöpferischen Menschen. Allerdings stellt der schöpferische Mensch seine Disposition und seine Energie für diesen Prozess zur Verfügung. Jung: »… man könnte fast sagen, es sei ein Wesen, das den Menschen und seine persönlichen Dispositionen nur als Nährboden benützt, über dessen Kräfte nach eigenen Gesetzen verfügt und sich selbst zu dem gestaltet, was es aus sich selbst werden will.«[2]

Der schöpferische Prozess wird hier als ein »Wesen« beschrieben, das sich verwirklichen will, sich durchsetzen will und dazu den schöpferischen Menschen braucht. Durch den Ausdruck »Wesen« wird das Schöpferische ein Gegenüber zum handelnden Ich – bekommt eine noch größere Autonomie. Es gibt einem aber auch den Eindruck, dass hier eine innere Persönlichkeit am Werk ist. Bloß, wer sollte das sein? Genügt es nicht, einen schöpferischen Drang in allem Lebendigen zu postulieren – der hinter aller Entwicklung des Menschen steht, hinter der Evolution, hinter allen biologischen und hinter allen geistigen Entwicklungen? Das Bewusstsein ist in dieser Sicht vom Unbewussten nicht nur beeinflusst, sondern geführt: »Es gestaltet sich zu dem, was es aus sich selber werden will.«[3]

Der schöpferische Drang hat eine hohe Autonomie, aber

auch eine Absicht, einen Zweck. Damit ist der Gedanke der Finalität angesprochen, der in der Jung'schen Psychologie große Bedeutung hat. Finalität meint, bestimmt zu sein durch ein Ziel; das Geschehen ist durch ein voraus liegendes, vorausgesetztes Ziel, das im Unbewussten liegt, bestimmt. Ähnliche Gedanken finden sich im Konzept der Entelechie von Aristoteles: Es gibt eine in jedem Organismus liegende Kraft, die diesen Organismus von innen her zur Selbstentwicklung und Selbstvollendung bringt.[4] Der Organismus hat sein Ziel in sich selbst.

Der schöpferische Prozess, der den schöpferischen Menschen ergreift, ihn zwingt, etwas zu gestalten, muss aber doch ausgelöst werden, getriggert werden, angesprochen werden. Jung: »Der schöpferische Prozess […] besteht in einer unbewussten Belebung des Archetypus und in einer Entwicklung und Ausgestaltung desselben bis zum vollendeten Werk.«[5]

Im schöpferischen Prozess wird der konstellierte Archetypus in die Sprache der Gegenwart übersetzt, das schöpferische Erzeugnis ermöglicht Zugang zu geistigen Quellen, die dem Menschen sonst verschüttet wären – es geht hier um bedeutende psychische Ressourcen. Das ist für Jung auch die soziale Bedeutung der Kunst: Auch weniger schöpferisch begabte Menschen können, indem sie an den Produkten der Kunst teilhaben, mit den in ihnen gestalteten archetypischen Themen in Kontakt kommen, diese Ressource für sich nützen. Das gilt für alle Gestaltungen, die Menschen schon hervorgebracht haben. Alle Menschen erleben, dass der Satz eines Schriftstellers oder Philosophen, ein Bild, eine Skulptur, ein Märchen, ein Text uns tief berührt, uns etwas sagt, uns nicht mehr loslässt und uns, wenn wir uns damit emotional und kognitiv auseinandersetzen, bereichert, uns Ideen für das eigene Leben gibt, für das, was gerade ansteht. Unsere Probleme treten in Resonanz zu jeweiligen Lösungsvorschlägen dieser Probleme aus der Geschichte der Menschheit.

Als Grund für die unbewusste Belebung des Archetypus sieht Jung die Einseitigkeit, jetzt nicht des Individuums, sondern der Gesellschaft. Diese Einseitigkeit wird vom Künstler, der Künstlerin, von einzelnen Individuen erlebt und von ihrer Psyche kompensiert. Das schöpferische Werk stammt aus der persönlichen Betroffenheit, wird mit eigenen Fähigkeiten und Fertigkeiten gestaltet, es ist aber auch Ausdruck eines unpersönlichen, schöpferischen Prozesses, der sich im Künstler durchsetzt. So wie Jung eine Selbstregulierung im Individuum sieht, so sieht er auch eine Selbstregulierung im Sinne einer geistigen Regulierung im Leben der Gesellschaft.

Ich habe diese Passagen über das Schöpferische hier aus zwei Gründen angefügt: Zum einen zeigt es sehr schön, wie Jung sich vorstellt, dass archetypische Prozesse sich ereignen können, damit verbunden zeigt sich, wie die Idee der Archetypen und des kollektiven Unbewussten mit dem Schöpferischen verbunden ist: »… der Archetypus ist eine Figur, sei sie Dämon, Mensch oder Vorgang, die sich im Laufe der Geschichte da wiederholt, wo sich schöpferische Fantasie frei betätigt.«[6]

Was Jung am Kunstwerk zeigt, gilt auch im Individuationsprozess. Auch da werden archetypische Bilder belebt, in der Fantasie erfahren, sie müssen gestaltet und für das eigene Leben verstanden werden, dann kann Sinn erlebt werden.

Der schöpferische Weg als der optimale

Das Konzept der Archetypen und das Konzept der Komplexe sind verbunden mit Fantasien, mit Imaginationen, letztlich mit Anreiz zu schöpferischer Gestaltung. Es wundert denn auch nicht, dass es für Jung ein Therapieziel ist, eine schöpferische Haltung zu gewinnen. Eine schöpferische Haltung zu gewinnen wird im therapeutischen Prozess nach C. G. Jung im Individuationsprozess geradezu als das therapeutisch Wirksame, neben und im Zusammenhang mit der therapeutischen Beziehung, angesehen.

Für Jung gibt es ein schöpferisches Prinzip, das alles durchwaltet, was es gibt auf der Welt. An dieses schöpferische Prinzip, das natürlich auch im Menschen wirkt, körperlich und seelisch, muss der Mensch angeschlossen sein. Dann lebt er in einer schöpferischen Haltung und ist an seine Ressourcen angeschlossen, dann können auch seine Selbstheilungskräfte wirksam werden. Das gilt natürlich nicht nur für einen therapeutisch induzierten Individuationsprozess, das gilt für das Leben eines jeden Menschen.

»Das Schöpferische lebt und wächst im Menschen wie ein Baum im Boden, dem er seine Nahrung abzwingt. Wir tun (daher) gut daran, den schöpferischen Gestaltungsprozess wie ein lebendiges Wesen anzusehen, das der Seele des Menschen eingepflanzt ist.«[7] Dieser schöpferische Impuls gestaltet auch die Persönlichkeit. In seinem Zarathustra-Seminar sagt Jung pointiert: »In creation you are created.« Im schöpferischen Prozess wird auch die eigene Persönlichkeit gestaltet. Deshalb ist es absolut notwendig, so Jung, dass jeder Mensch im Individuationsprozess sich seines schöpferischen Instinkts bewusst wird, Instinkt verstanden als Antrieb ohne bewusste Motivierung, ungeachtet dessen, wie ausgeprägt dieser sein mag.[8]

Dazu passt das Therapieziel, das Jung 1929 formulierte: »Die Wirkung, auf die ich hinziele, ist die Hervorbringung eines seelischen Zustandes, in welchem mein Patient anfängt, mit seinem Wesen zu experimentieren, wo nichts mehr für immer gegeben und hoffnungslos versteinert ist, eines Zustandes der Flüssigkeit, der Veränderung und des Werdens.«[9]

Diese Definition eines Therapieziels wirkt enthusiastisch – und reißt mit, lässt einen aber auch sofort fragen, ob so etwas möglich ist. Es ist eine Vision. Schöpferisch werden soll der Mensch – und das hieße dann auch, dass er mit den Schwierigkeiten des Lebens, die ja immer wieder auftauchen, besser umgehen kann. Schöpferisch werden als Gegensatz zum Verharren in lähmender Gewohnheit – wo sich nichts verändern darf; Beweglichkeit anstelle von Versteinerung, die man auch mit Resignation gleichsetzen könnte. Was für ein Unterschied ist es in unserem Lebensgefühl, ob wir sicher sind, dass sich nie etwas verändert, oder wenn wir überzeugt davon sind, dass es auch immer anders sein könnte, dass wir immer auch Optionen haben! Der Ausdruck »Flüssigkeit« lässt an Wasser denken, Wasser, das die Untiefen auffüllt, um Steine herumfließt, neue Wege findet, wenn es notwendig ist. Das wäre eine schöpferische Haltung, die dann hilft, wenn man eben nicht weiß, wie das Leben zu handhaben ist.

Grundidee und Grunderfahrung der analytischen Psychologie nach C. G. Jung ist es, dass die Psyche sich schöpferisch verändert im Sinne der Selbstregulierung, also schöpferisch ist, um aus einem Ungleichgewicht heraus immer wieder ein Gleichgewicht herzustellen, Anpassungen an die Anforderungen von Außenwelt und Innenwelt zu finden. Dieser schöpferische Prozess ereignet sich zwischen dem Unbewussten, den archetypischen Strukturen und den

Komplexen, und dem Bewusstsein, im Dialog des Bewusstseins mit dem Unbewussten. Der schöpferische Prozess entwickelt sich zwischen zwei Polen, entwickelt sich dialogisch, indem man das Andere, das Gegenüber, das Du – und damit auch den konstruktiven Widerspruch – einbezieht. Kreativität ist ein dialogischer Prozess, im Neuen scheint das Alte durch, in der Resonanz zwischen dem Alten und dem Neuen, im Dazwischen, entsteht das Andere, die Entwicklung.

Schöpferische Haltung durch schöpferische Methoden

Jung: »Bei der schöpferischen Fantasie handelt es sich um einen Vorgang, bei dem psychische Inhalte aus dem Bereich des Unbewussten ins Bewusstsein dringen. Es sind Eingebungen, also etwas, das sich dem bedächtigen Denkprozess des Bewusstseins in keiner Weise vergleichen lässt. So kann das Unbewusste als schöpferischer Faktor betrachtet werden, sogar als kühner Neuerer, doch ist es zugleich eine Hochburg des Konservatismus.«[10]

Diese Ideen haben großen Einfluss auf die psychotherapeutische Praxis. Indem der Mensch schöpferisch ist, gelingt es, eine Verbindung zwischen Unbewusstem und Bewusstsein herzustellen, vor allem aber Inhalte, die im Unbewussten liegen und die im bewussten Leben fehlen, für das bewusste Leben zu nützen. Damit wären auch Einseitigkeiten, die nach Jung Neurosen auslösen können, beseitigt.

Jung: »Der schöpferische Weg ist der beste, dem Unbewussten zu begegnen. Denken Sie sich z. B. eine Fantasie aus und gestalten Sie sie mit allen Ihnen zur Verfügung stehenden Kräften. Gestalten Sie sie, als wären Sie selber die

Fantasie oder gehörten zu ihr, so wie Sie eine unentrinnbare Lebenssituation gestalten würden. Alle Schwierigkeiten, denen Sie in einer solchen Fantasie begegnen, sind symbolischer Ausdruck für Ihre psychischen Schwierigkeiten, und in dem Maße, wie Sie sie in der Imagination meistern, überwinden Sie sie in Ihrer Psyche.«[11] Dieses Zitat stammt aus dem Jahr 1932, lange bevor alle die Therapieformen, die ausgesprochen mit dem Schöpferischen arbeiten, wie Maltherapie, Musiktherapie, Imaginationstherapie, Tanztherapie, Gestaltungstherapie etc., entwickelt worden sind.

Die Welt, die wir wahrnehmen, ist uns in Vorstellungsbildern, die sich aus den Elementen von allen Sinnesmodalitäten zusammensetzen, gegeben. Wir können aber auch Situationen aus der Erinnerung rekonstruieren, bilden also Vorstellungen von innen nach außen. »Die Vorstellungsprojektion hört nie auf, solange wir wach sind, und setzt sich auch noch während des Schlafes fort, wenn wir träumen. Man könnte sagen, dass Vorstellungen die Währung unseres Geistes sind«, sagt Damasio.[12]

Dazu Jung: »Die Imagination ist die reproduktive oder schöpferische Tätigkeit des Geistes überhaupt, ohne ein besonderes Vermögen zu sein. […] Die Fantasie als imaginative Tätigkeit ist für mich einfach der unmittelbare Ausdruck der psychischen Lebenstätigkeit, der psychischen Energie, die dem Bewusstsein nicht anders als in Form von Bildern oder Inhalten gegeben ist, wie auch die physische Energie nicht anders in Erscheinung tritt denn als physischer Zustand, der die Sinnesorgane auf physischem Wege reizt.«[13]

Mit Imaginationen können wir an unseren Konflikten arbeiten, an unseren Komplexen; allgemeiner ausgedrückt, können wir an unseren Emotionen arbeiten, uns beruhigen, uns anregen – verbunden mit Ideen und Vorstellungen; wir können weiter kulturelle Bilder der Menschen, wie Märchen, Mythen, Rituale, Kunstdarstellungen in unserer Imagination beleben und uns durch sie beleben lassen. Wir treten dann in Resonanz zu ihnen, werden auf unsere Art kreativ. Die Imagination des Menschen ist eine bedeutende Ressource. Deshalb werden Imaginationen in unterschiedlicher Weise von fast allen therapeutischen Richtungen angewendet. Jung: »Jede gute Idee und jede Schöpfertat (ist) aus der Imagination hervorgegangen …«[14] Leider verdanken wir auch die schlechten Ideen unserer Imagination. Für Jung kann aber in der Imagination das Wertvollste des Menschen liegen. Um aber das Wertvolle, das in ihr liegt, zu heben, muss die Imagination entwickelt werden.[15]

Wie findet man zu dieser Imagination? Die Vorstellungskraft gehört zu unserer Grundausstattung, sie ist aber mehr oder weniger entwickelt. Und diese Entwicklung kann man auch etwas befördern. Zunächst einmal tauchen passive Phantasien einfach auf, in Form von Träumen, aber auch von Tagträumen, die uns überfallen.[16] Die aktive Fantasie bezeichnet Jung als Intuition; Intuition verstanden als eine auf die Wahrnehmung unbewusster Inhalte gerichtete Einstellung.[17] Dabei geht es darum, auch schwach angetönten Zusammenhängen nachzugehen, auch nur Andeutungen von Gefühlen, und zu versuchen, Zusammenhänge herzustellen. Bei hochschöpferischen Menschen ist, wie oben ausgeführt, eine spontane Belebung des Unbewussten auszumachen.

In der Therapie geht es um die aktive Belebung des Unbewussten. Wenn weder Träume noch frei aufsteigende Fantasien da sind, so ist man – nach Jung – auf Kunsthilfe angewiesen. Diese besteht darin, dass man den jeweiligen affektiven Zustand als Ausgangspunkt benutzt; denn, gemäß der Selbstregulierung der Psyche, liegt in dieser affektiven Störung die Energie, die dem Leidenden helfen könnte, sein

Leben wieder effektiver zu gestalten. Man versenkt sich nun also in die Stimmungslage und schreibt alle Fantasien und alle Assoziationen, die auftauchen, nieder, oder man gestaltet sie auch in irgendeiner anderen Form. Dieses Vorgehen, das weitgehend alle Techniken bestimmt, die im Rahmen der Jung'schen Therapie angewendet werden, geht auf eine Erfahrung Jungs zurück, die im Buch »Erinnerungen, Träume, Gedanken von C. G. Jung«[18]beschrieben wird im Zusammenhang mit seiner Auseinandersetzung mit dem Unbewussten. Er beschreibt, wie er eine Situation, in der er sich offenbar emotional sehr aufgewühlt fühlte, bewältigt hat: »In dem Maße, wie es mir gelang, die Emotionen in Bilder zu übersetzen, d. h. diejenigen Bilder zu finden, die sich in ihnen verbargen, trat innere Beruhigung ein. […] Mein Experiment verschaffte mir die Erkenntnis, wie hilfreich es vom therapeutischen Gesichtspunkt aus ist, die hinter den Emotionen liegenden Bilder bewusst zu machen.«[19]

Man wendet also das Interesse, die Aufmerksamkeit dem Unbewussten zu, man erwartet einen Traum, einen Einfall, eine Fantasie zu einem bestimmten Thema. Das braucht Zeit und Achtsamkeit. Kann sich der Patient oder die Patientin nicht für sich selbst interessieren, muss der Analytiker oder die Analytikerin dieses Interesse zunächst aufbringen und so langsam das Interesse des Analysanden für sich selbst wecken.[20] Auch die Befürchtungsfantasien, die mit den Komplexen verbunden sind, sind Fantasien, und ihnen muss man sich meistens zuerst zuwenden.

Aktive Belebung erfolgt auch, in dem man dort kreativ arbeitet, wo es einem am besten liegt und wo die Interessen sowieso schon liegen. Menschen haben auch eine natürliche Tendenz, die Vorstellungskraft zu üben, weil es Freude macht, sich etwas vorzustellen. Dazu machen wir Anleihen bei der Kreativität von anderen Menschen, anderen Kulturen, wir lassen uns anregen, benutzen die kreativen Werke anderer, verwandeln sie, schaffen selber etwas in Resonanz darauf.

In der Fantasie haben wir mehr Freiheitsgrade als in der Alltagswahrnehmung: Zeit und Raum können überschritten werden. Was kann man aus einem Raum, in dem mehr Freiheitsgrade sind, in den Alltag hinübernehmen? Zumindest diese Grunderfahrung: Es kann auch anders sein, auch besser.

Man ist dem Leben, den anderen Menschen, aber auch sich selbst nicht einfach ausgeliefert, man kann etwas bewirken, und dazu brauchen wir das Vertrauen in die Imagination und in die damit verbundene Kreativität: Man kann damit unter anderem Szenarien entwerfen, Selbstbilder, Selbstentwürfe, Beziehungsbilder. Statt »Es geht nicht« haben wir Optionen. Einige davon müssen dann aber in der Realität verwirklicht werden, sonst haben wir zwar ein blühendes Fantasieleben, erleben aber im Alltag nicht, dass wir etwas verändern können, dass wir selbstwirksam sind; das aber ist eine der Grundlagen für ein gesundes Selbstwertgefühl. Imagination ist aber auch eine Ressource für schwere Zeiten: auch wenn unser Leben äußerlich sehr eingeschränkt wird: die inneren Bilder, die Erinnerungen, das Fabulieren, wenn es uns denn gegeben ist, bleiben.

Das Menschenbild C. G. Jungs[1]

Individuation

Das Menschenbild begründet in der Psychologie die Theoriebildung. Jung sieht den Menschen als einen, der im gelebten Vollzug des Individuationsprozesses zu dem werden soll, der er eigentlich ist. Das ist menschliche Aufgabe, das ist menschliches Vermögen, das ist aber ebenso sehr Grundlage für die Theorie des therapeutischen Prozesses. Die Jung'sche Psychologie ist von einem Menschenbild geprägt, das den Menschen in einem umfassenden Sinnzusammenhang sieht, in schöpferischer Wandlung stehend, der fehlende Wandlung als bedrückend erlebt; zudem einem Selbstverständnis verpflichtet, für das alles Geschehen noch eine Dimension über das Offensichtliche hinaus hat und deshalb auch geheimnisvoll bleibt. Sinnenhaft erlebbare Wirklichkeit steht immer in einem Zusammenhang mit geistiger Wirklichkeit.

Der Individuationsprozess

Unter dem Individuationsprozess wird der Prozess der dialogischen Auseinandersetzung zwischen dem Bewusstsein und dem Unbewussten verstanden. Bewusste und unbewusste Inhalte vereinigen sich in den Symbolen.

Ziel des Individuationsprozesses ist es, dass man zu dem Menschen wird, der man eigentlich ist. »Werde, der du bist«, so sagte schon Pindar, die Idee ist also nicht neu. Aristoteles betonte, dass jedes Erschaffene in sich die nur ihm eigene Gestalt habe, und das Leben soll zu dieser eigenen Gestalt hinführen. Das heißt, dass die Fülle der Lebensmöglichkeiten, die in uns angelegt sind, zu einem großen Teil erlebbar werden, dass sichtbar wird, was in uns – und vielleicht eben nur in uns – angelegt ist.

Der Individuationsprozess ist in diesem Sinne ein Differenzierungsprozess: Die Besonderheit eines Menschen soll zum Ausdruck kommen, seine Einzigartigkeit. Dazu gehört ganz wesentlich das Annehmen von sich selbst mit den jeweils damit verbundenen Möglichkeiten, aber auch den Schwierigkeiten; wobei gerade die Schwierigkeiten wesentlich sind – sie machen ja unsere Besonderheit weitgehend aus. Das Annehmen von sich selbst, samt den Möglichkeiten und den Schwierigkeiten, ist eine Grundtugend, die im Individuationsprozess verwirklicht werden will.

Im Zusammenhang mit dem Individuationsprozess wird immer wieder das Bild eines Baumes gebraucht: Ein Samen, der zur Erde fällt, soll zu dem Baum werden, der im Samen angelegt ist und der in Wechselwirkung mit Standort, Wetter, Klima usw. steht. Wenn wir an Bäume denken, sind auch ihre Verwundungen etwas sehr Charakteristisches.

»Werden, der man ist«, »Werden, die man ist« heißt keineswegs glatt, harmonisch, abgeschliffen zu werden, sondern immer mehr an sich wahrzunehmen, was man ist, was stimmig ist in der eigenen Persönlichkeit samt Ecken und Kanten. Insofern ist der Individuationsprozess auch immer ein Annäherungsprozess; wir wissen ja nicht, was wir letztlich sind, und auch der Analytiker/die Analytikerin weiß es nicht. Es ist eine Annäherung, jede Wandlung, die wir erleben, ist auf Korrigierbarkeit angelegt, ist vorläufig.

Der andere Aspekt des Individuationsprozesses – ebenso wichtig und vielleicht psychologisch auch praktikabler und ebenso mit dem Ziel der Selbstwerdung verflochten – zieht auf das Erreichen von mehr Autonomie. Der Mensch soll zu einem Einzelwesen werden, abgelöst von den Elternkomplexen und, damit zusammenhängend, auch von kollektiven Maßstäben, von Normen und Werten in einer Gesellschaft, von Rollenerwartungen, von dem, was »man« denkt. Manselbst-Werden heißt also auch mündig werden.

Im Weltbild der Jung'schen Psychologie gilt, dass das, was außen ist, auch innen, was innen, auch außen ist. Wir sollen uns deshalb nicht nur vom Verhaftetsein an kollektive Werte, Normen, Rollenerwartungen lösen – die wir in unserer Persona internalisiert haben –, sondern auch vom Verhaftetsein ans Unbewusste und dann bewusst in Beziehung dazu treten. Wir sollen also weder vom Unbewussten bestimmt werden noch von den Werten, die wir gesellschaftlich geschaffen haben. Vom Verhaftetsein ans Unbewusste gelöst zu sein, meint z.B., dass wir unser Leben nicht einfach von einem Archetypus bestimmen lassen, während wir es gar nicht merken.[2]

Ein Beispiel dazu: Ein Mann, 42-jährig, war vom Archetypus des Helden sehr in Beschlag genommen. Überall und automatisch wollte er ein Held sein und fühlte sich schlecht, wenn er kein Held sein konnte. Die Menschen sagten zu ihm, lobend oder tadelnd, er würde sich immer so heldenhaft benehmen; ihm wurde immer so viel Arbeit zugeschoben, weil er sich nie beklagte, alles gut bewältigte. Er träumte auch oft von Helden. Mit der Zeit wurde ihm selber deutlich, dass er sehr stark davon bestimmt war, Held sein zu müssen. Er fragte sich in vielen Lebenssituationen, ob es für ihn und für die Sache sinnvoll sei, Held zu sein. Ein Dialog zwischen dem Ich und dieser Heldenseite setzte ein. Die Heldenseite im Menschen ist nicht nur einfach etwas Problematisches. Ziel wäre es vielmehr, dieser Seite dort einen Platz im Leben einzuräumen, wo sie sinnvoll ist. Solch ein

Vorgang wäre Ablösung vom Unbewussten. Sie bedeutete noch nicht, dass dieses Unbewusste nicht im alten Sinne weiterwirkte, aber wenigstens könnten wir dann zu diesen Seiten in eine Beziehung treten und würden nicht mehr einfach davon bestimmt.

Jung sieht also, wenn wir beide Aspekte zusammen sehen, den Menschen als einen, der im gelebten Vollzug des Individuationsprozesses – und der findet in der Therapie statt – zu dem werden soll, der er eigentlich ist, also immer weniger fremdbestimmt durch Kräfte des kollektiven Unbewussten. An die Stelle dieser Fremdbestimmung tritt der Dialog – der Dialog zwischen Bewusstsein und Gesellschaft, der Dialog auch zwischen Bewusstem und Unbewusstem. Und das würde dann – zwar immer vorläufig – im Laufe des Individuationsprozesses eine Entwicklung zu mehr Autonomie bringen.

Jung bezeichnet den Individuationsprozess einerseits als internen, subjektiven Integrationsvorgang, d.h., in diesem Prozess stehend lernt der Mensch immer mehr Seiten an sich selbst kennen und tritt mit ihnen in Kontakt, verbindet sie mit dem Bild von sich selbst – z.B. durch Rücknahme von Projektionen. Andererseits ist der Individuationsprozess ein interpersoneller, intersubjektiver Beziehungsvorgang, »denn«, so Jung, »die Beziehung zum Selbst ist zugleich die Beziehung zum Mitmenschen, und keiner hat einen Zusammenhang mit diesem, er habe ihn denn zuvor mit sich selbst«.[3] Oder: »Der unbezogene Mensch hat keine Ganzheit, denn er erreicht diese nur durch die Seele, die ihrerseits nicht sein kann ohne ihre andere Seite, welche sich stets im (Du) findet.«[4]

Diesem Gedanken, dass der Individuationsprozess zugleich ein Integrationsprozess und ein Beziehungsvorgang ist, ist in der Jung'schen Therapie auch die subjekt- und objektstufige Deutung von Symbolen verpflichtet. Wenn wir z.B. im Traum einer Autoritätsfigur begegnen, dann kann man diese als äußere Autorität sehen, der wir eben in einer besonderen Färbung im Traum begegnen. Unser Verhalten im Traum kann dann etwas aussagen über unser Verhalten im Alltag den entsprechenden Autoritäten gegenüber. Das wäre eine Deutung auf der Objektstufe. Bei der Deutung auf der Subjektstufe wird diese Autorität als innere Gestalt gesehen, als eine Seite von uns selbst und in diesem Zusammenhang als ein autoritärer Zug in uns selbst. Wenn man Jung nicht verkürzt, meine ich, dass man beide Deutungsformen beiziehen müsste. Der Individuationsprozess müsste keineswegs dazu führen, dass Menschen einsame Individuen werden, sondern er müsste Menschen gerade gemeinschaftsfähiger machen. Nach Jung bringt der »Individuationsprozess eine Bewusstheit menschlicher Gemeinschaft hervor, weil er eben das alle Menschen verbindende und allen Menschen gemeinsame Unbewusste zur Bewusstheit führt. Die Individuation ist ein Einswerden mit sich selbst und zugleich mit der Menschheit, die man ja auch ist.«[5] Oder anders ausgedrückt: Es gibt niemals nur Entwicklung von Autonomie, Hand in Hand damit geht immer auch die Entwicklung von Beziehungsfähigkeit.

Individuation ist ein Ziel. Ganzwerden ist eine Utopie, wir sind bestenfalls auf dem Weg. Der Prozess erfüllt die Dauer des Lebens mit Sinn.[6]

Das Selbst

Dass ein utopisches Ziel hinter dem Individuationsprozess steht, wird deutlich, wenn wir uns dem Selbst zuwenden. Das Selbst steht ja hinter der Selbstwerdung. Individuation wird verstanden als Einswerden mit uns selbst, aber eben auch als Selbst-Werden. Jung sagt vom Selbst – und das ist für ihn der zentrale Archetypus –, dass es ein wegweisendes Prinzip sei, der geheime spiritus rector unseres Lebens, das, was bewirkt, dass wir sind und uns entwickeln.[7] Jung spricht von einem Trieb zur Selbstwerdung. Das Selbst wirkt als apriorisches Gestaltungsprinzip in uns, das auch den Aufbau des Ichkomplexes steuert. Weiter wird das Selbst als Ursache für die Selbstregulierung der Psyche angesehen: Für Jung ist das psychische System ein sich selbst regulierendes System wie auch der lebende Körper. Jung sieht diese Selbstregulation vor allem darin, dass vom Unbewussten her Reaktionen gegen bewusste Einseitigkeiten zu erwarten sind, sodass die Integrität der Gesamtstruktur gewahrt bleibt, der Mensch aber auch fähig ist, seinen jeweiligen Standpunkt zu transzendieren.[8] Das Selbst gilt als Grund und Ursprung der individuellen Persönlichkeit und umfasst diese individuelle Persönlichkeit in Vergangenheit, Gegenwart und Zukunft.[9]

Die Symbole des Selbst – so sagt Jung – entstehen in der Tiefe des Körpers, sie drücken deshalb sowohl unsere Stofflichkeit aus als auch die Struktur des wahrnehmenden Bewusstseins.[10] Symbolisch erscheint denn auch das Selbst sehr oft im Symbol der Vereinigung der Gegensätze, häufig im Symbol eines Liebespaares, und gerade dieses Symbol erscheint mir außerordentlich wichtig, weil hier das Erleben von Liebe, von Ganzheit, von Vereinigung der Gegensätze, von Sehnsucht nach Entgrenzung ausgedrückt ist.[11] Und es ist immer wieder feststellbar, dass Menschen die Sehnsucht nach Liebe und die Sehnsucht nach dem Selbst kaum voneinander trennen können. Wenn wir von Liebe ergriffen sind, ist damit noch eine Sehnsucht verknüpft, die über die Liebesbeziehung hinausgeht. In solchen Situationen wäre das Selbst konstelliert. Das Selbst kann auch in abstrakten Symbolen dargestellt werden, wie Kreis, Kugel, Dreieck, Kreuz, in Figuren also, die eine Ganzheit symbolisieren und deren Wesen es ist, dass viele mögliche Gegensätze in ihnen enthalten sein können, aber nicht aufgehoben sein müssen.[12] Wenn nun der Archetypus des Selbst dem Menschen erfahrbar wird, dann haben wir den Eindruck, dass wir absolut gemeint sind; wir haben das Gefühl der Selbstzentrierung, das Erlebnis der unabweisbaren Identität und auch der Schicksalhaftigkeit der jeweiligen Lebenssituation, in der dieses Symbol erlebt wird. Die Inkarnierung, die Verwirklichung des Selbst in unserem Leben steht sozusagen als Utopie für den ganzen Individuationsprozess.

Jung spricht dann aber auch noch von einer weiteren Ebene des Selbst. Das Selbst, von dem ich bis jetzt gesprochen habe, könnte man als »mein Selbst« bezeichnen, also das, was meine Ganzheit werden kann, was ich werden kann im Laufe meines Lebens, was ich in mir entfalten kann, wenn ich möglichst viel zulassen kann. Das Verhältnis von Selbst und Ich ist eines der gegenseitigen Fundierung: Hinter der Entwicklung des Ich steht das Selbst – das Selbst, das den Ichkomplex weit übergreift –; das Selbst wiederum kann sich im aktuellen Leben nur verwirklichen durch das Ich.

Jung spricht nun aber auch noch von »dem Selbst«, und »das Selbst« wäre dann der ewige oder universale Mensch in uns, einfach der Mensch, »der runde, d.h. vollkommene Mensch der Ur- und Endzeit, Anfang und Ziel des Menschen« überhaupt.[13] Das bedeutet aber, dass Selbstverwirklichung, Arbeit an sich selbst nicht nur persönliche Notwendigkeit wäre, vielleicht Befriedigung und Sinnerleben vermittelt, sondern dass dahinter auch eine Anstrengung für das Menschliche an sich zu sehen wäre.

Im Zusammenhang mit dem Selbst als Anthropos erwähnt Jung in seinem letzten Werk »Mysterium Coniunctionis« noch eine weitere Stufe der Individuation, und zwar nicht mehr aus seinem eigenen Selbsterleben heraus, sondern in Anlehnung an den Alchemisten Dorneus. Ich bringe diesen Gedanken, weil ich meine, dass man da sehr gut sehen kann, welches Welt- und Menschenbild Jung eigentlich hatte. Der Alchemist Dorneus vertritt, dass der ganzheitliche Mensch sich noch mit dem Unus Mundus verbinden kann, der potenziellen ganzen Welt des ersten Schöpfungstages. Das würde aber heißen, dass das Selbst, das zunächst intrapsychisches Zentrum von großer Selbstregulierungs- und Selbstzentrierungskraft ist, nun auch die Einheit mit dem Kosmos als ganzem erfahren kann. Hier wird nun der Charakter der Utopie deutlich, einer Utopie, die davon handelt, dass der bewusster werdende Mensch sich mit dem ganzen Kosmos verbinden könne oder, umgekehrt, dass der ganze Kosmos im Menschen erlebbar sei; durch den Menschen sei der Kosmos beeinflussbar, der Kosmos andererseits beeinflusse den Menschen. Alles Lebendige wird also als ein Organismus begriffen. Diese Idee, die in der Renaissance lebendig war, fasst heute – durch die Ökologiebewegung – bei uns wieder Fuß in der Vorstellung, den Kosmos als einen Organismus aufzufassen und uns Menschen als Teil dieses Organismus, in dem vielfältigste Wechselwirkungen stattfinden. Diese Idee der Ganzheit und der implizierten Wechselwirkungen steckt letztlich auch hinter dem Individuationsprinzip, und da zeigt sich auch der Erlösungsgedanke in diesem Denken: Die Idee von Jung ist ja, dass das Selbst hinter der Entwicklung unseres Ichkomplexes steht, dass wir aber mit unserem Ich und unserem Bewusstsein dem Selbst Gelegenheit geben, sich zu inkarnieren. Und sich zu inkarnieren in der Welt wäre wohl auch ein Erlösungsprozess.

Individuation ist eine Utopie. Utopien haben den Sinn, unsere Sehnsucht zu stimulieren, uns überhaupt in Bewegung zu bringen, uns auch klarzumachen, was wir uns denn eigentlich im Innersten ersehnen. Individuation ist auch deshalb als Utopie aufzufassen, weil dieses absolute Ganzwerden, das uns immer wieder vor Augen steht, überhaupt nicht möglich ist. In einem Brief schreibt Jung an einen Rudolf Jung:

> »Schließlich bleibt ja jeder einmal irgendwo stecken, denn wir sind alle sterblich und bleiben ein Teil dessen, was wir als Ganzes sind. Die Ganzheit, die wir erreichen können, ist sehr relativ.«[14]

Der therapeutische Prozess, verstanden als Individuationsprozess, besteht im Wesentlichen darin, dass das Unbewusste und das Bewusstsein im Bereich der jeweils belebten Inhalte einander verbunden werden im Symbol. Durch diese Symbolbildungen wird die schöpferische Entwicklung der Persönlichkeit möglich.

Märchen vom gelingenden Leben[1]

Warum dieses Fragen nach dem gelingenden Leben?

Ich halte es für außerordentlich wichtig, dass wir uns nicht nur den Bildern vom scheiternden Leben aussetzen, sondern dass wir uns auch den Bildern vom gelingenden Leben öffnen. Denn eigentlich wollen wir ja nicht das Scheitern des Lebens verhindern, wir möchten vielmehr, dass das Leben gelingt. Bilder prägen uns, und Bilder vom gelingenden Leben könnten dazu führen, dass wir uns mehr ins Gelingen verlieben als ins Scheitern.[2]

Märchen konfrontieren uns mit Bilderfolgen, die letztlich immer zum gelingenden Leben führen. Dabei sind die Erzählungen der Märchen sehr lebensnah: Es handelt sich jeweils um eine Dialektik von Gelingen, Misslingen und erneutem Gelingen. Und es ist durchaus nicht so, dass Märchenheldinnen und Märchenhelden nie resignieren und verzweifeln. Doch gerade am Tiefpunkt der Verzweiflung kommt in der Regel die Rettung.

Was meinen die Märchen mit Gelingen?

Grundsätzlich ist die Antwort einfach: Gelingen meint, dass das Hauptproblem, das immer zu Beginn des Märchens geschildert ist, gelöst wird. Da kommen einem König zum Beispiel die goldenen Äpfel abhanden, oder der Pechmarie fällt die Spule in den Brunnen, oder der König ist krank und wird überhaupt nicht mehr gesund. Das sind Probleme, die am Anfang des Märchens gestellt werden, und die Märchenerzählung schildert einen Entwicklungsprozess, durch den dieses Anfangsproblem gelöst wird. Das heißt, dass der Protagonist oder die Protagonistin sich so weit entwickelt, dass das Problem kein Problem mehr ist. Am Schluss des Märchens ist aber nicht nur das Problem gelöst, sondern es wird immer noch einiges hinzugewonnen. Dazu gehört jeweils die Heirat. Wir sollten diese aber nicht aus der Sicht des 20. Jahrhunderts verstehen, denn im 16., 17. und 18. Jahrhundert, als die Märchen im Wesentlichen aufgezeichnet worden sind, konnten nur die heiraten, die Geld hatten, also eigentlich nur Menschen der oberen Schichten. Wenn Märchenhelden oder Märchenheldinnen am Schluss eines Märchens heiraten können, dann heißt das, dass sie durch ihren Entwicklungsweg auch einen sozialen Aufstieg gemacht haben …

Was steht jeweils gegen das Gelingen? … Es ist zum Beispiel möglich, dass das Verhextwerden gegen das Gelingen steht wie im Märchen von Jorinde und Joringel. Oder das Bevormundetsein von einem größenwahnsinnig gewordenen Vater wie im Märchen »Rumpelstilzchen«. Da sagt der Vater, um vor dem König gut dazustehen, seine Tochter könne aus Stroh Gold spinnen. Armut, Machtdenken, Neid, Eifersucht, Arroganz stehen gegen das Gelingen. Und das ist gar nicht so verschieden vom alltäglichen Leben auch.

Wem gelingt das Leben denn im Märchen?

Es gelingt den Märchenheldinnen und Märchenhelden, die ein mitleidiges Herz haben. Wir würden heute wohl sagen: Es gelingt denen, die empathisch sind, die die Fähigkeit haben, nicht nur sich selber, sondern auch die Menschen und die Welt um sich herum wahrzunehmen. Es gelingt aber auch denen, die dem folgen, woran sie ihr Herz gehängt haben, also denen, die irgendeine Leidenschaft antreibt, von der sie nicht ablassen. Und es gelingt denen, die an ihre eigenen Möglichkeiten glauben und die grundsätzlich Vertrauen in das Leben haben. Protagonisten und Protagonistinnen im Märchen haben zudem die gleiche grundsätzliche Lebenshaltung: Sie tun, was in der eigenen Kraft liegt, und wenn diese erschöpft ist, dann lassen sie sich helfen. Märchenfiguren, die sich selber nicht engagieren, die nicht ihre ganze Kraft einsetzen wollen, kommen jeweils nur bis ins Wirtshaus, wo sie versumpfen, und wenn sie dann versuchen, dem Märchenhelden den gewonnenen Schatz wegzunehmen, hat dies immer böse Folgen für sie.

Zum Gelingen braucht es also den eigenen, unbedingten Einsatz. Aber auch das Vertrauen von Protagonisten und Protagonistinnen ist beachtlich, denn sie lassen sich helfen, selbst wenn diese Hilfe von außen gesehen gelegentlich etwas sonderbar anmutet. Nun kann man sich natürlich fragen, ob die Notsituation nicht jeweils so groß ist, dass sie mit ihrem Vertrauen nichts zu verlieren haben. Aber auch wenn dem so ist: Letztlich ist Vertrauen vorhanden. Der Held oder die Heldin eines Märchens steht für eine Haltung, die in einer ganz bestimmten kritischen Situation zu einem Gelingen im Leben führen kann.

Was bewirkt das Gelingen im Märchen in uns? Märchen beleben innere Bilder und damit Emotionen, besonders wenn wir sie uns bildhaft vorstellen. Das heißt: Märchen sollten nicht einfach nur gelesen, sie sollten vorgelesen werden. Wir sollten Märchen auch imaginieren. Unsere Vorstellungskraft ist eine wunderbare Ressource, je mehr Vorstellungskraft wir haben, je mehr Phantasien wir entwickeln können, umso weniger sind wir festgelegt in unseren Anschauungen[3] und umso eher können wir auch etwas verändern in unserem Leben, können wir uns auch wandeln. Das bedeutet, dass die Märchen, wenn wir das Augenmerk auf das Gelingen legen, in uns ganz besonders den Hoffnungsaspekt wecken.

Aber nicht nur das bildhafte Erleben der Märchen bringt Anreize zum gelingenden Leben, auch wenn wir zu verstehen versuchen, zu deuten versuchen, warum den Märchenhelden das Leben gelingt, fördern wir unser eigenes Gelingen. Ein Märchen zu deuten heißt, im Spiegel des Märchens über das eigene Leben nachzudenken. Beim Interpretieren gibt es verschiedene Möglichkeiten: In der Regel wird man von einem Protagonisten oder einer Protagonistin ausgehen und dann die weiteren vorkommenden Personen als Persönlichkeitszüge von ihm oder von ihr auffassen – das entspricht der Deutung auf der Subjektstufe.[4] Wir können aber auch auf der sogenannten Objektstufe deuten und vor allem die Beziehungen zwischen dem Protagonisten oder der Protagonistin und anderen auftretenden Gestalten so betrachten, als ob es sich um ganz alltägliche zwischenmenschliche Beziehungen handeln würde.

Schlussbemerkungen

Was tragen die Märchen zur Frage nach dem gelingenden Leben bei?

Im Märchen gelingt das Leben immer dann, wenn die gerade anstehenden Probleme gelöst werden können. Das bedeutet nicht, dass das Leben danach für immer gelingen wird, aber es gelingt momentan. In den Märchen kümmern sich Heldinnen und Helden selten um die fernere Zukunft, das Gelingen findet im Hier und Jetzt statt. Das Leben nicht zu verfehlen heißt also in den Märchen, den Schwierigkeiten zu begegnen, die sich gerade aufdrängen. Dass Leben einmal gelungen ist, ist zwar kein Versprechen für ein immer gelingendes Leben, aber wir gehen zukünftige Schwierigkeiten anders an mit der Erfahrung im Hintergrund, dass wir schon beachtliche Schwierigkeiten gelöst haben.

Gelingendes Leben meint im Märchen nichts Großartiges – und dennoch etwas Großes. Ein Märchenheld oder eine Märchenheldin muss sich voll auf seine oder ihre Aufgabe einlassen, und das heißt, er muss immer bereit sein, sich einer großen Wandlung zu unterziehen.

Die Probleme entstehen aus der Sicht des Märchens dadurch, dass das Leben einseitig gelebt wird, dass wichtige Aspekte außer Acht gelassen und verdrängt wurden. Die Aufgabe der Märchenheldinnen und Märchenhelden ist es, das, was verdrängt ist – und auch neue Konstellationen im Unbewussten, die eine Veränderung des Lebens bewirken können, die das Leben schöpferisch verändern –, ins Leben hereinzuholen. Der Protagonist oder die Protagonistin macht stellvertretend einen Wandlungsprozess durch – symbolisch gesehen, geht es dabei um Tod und Wiedergeburt –, der letztlich das Kollektiv als ganzes betrifft. Märchenheldinnen und Märchenhelden wehren sich nicht gegen diese Wandlungsprozesse, sie sind also exemplarisch für Menschen, die sich auf die ewige Wandlung einlassen können, ohne dabei ihre Identität zu verlieren.

Besonders interessant ist, dass im Märchen das Niemandsland zwischen der Trennung von der alten Situation, was man als symbolischen Tod verstehen kann, und dem Fußfassen in einer neuen Situation, eine symbolische Wiedergeburt, besonders ausführlich beschrieben wird. In den Ritualen wird diese Situation als ein Aufenthalt im »Between and Betwixt«[5] bezeichnet, als Aufenthalt an einem Ort des »Nicht mehr« und des »Noch nicht«. Das entspricht in der Krisentheorie der Phase der inneren Umstrukturierung, in der Verdrängtes wie auch Schöpferisches aus dem Unbewussten langsam zum Bewusstsein kommt. Inwieweit diese Inhalte integriert werden können, ins Leben eingefügt werden können, ist entscheidend dafür, ob eine Krise zu einer Chance wird, zu einem wirklichen Neubeginn, oder zu einer nachhaltigen psychischen Schwierigkeit führt. Diese Phase wird in den Märchen jeweils etwas unspektakulär als langes, langes Wandern beschrieben, gelegentlich auch als langer Aufenthalt im Wald, auch als Situation der größten Entwertung und des Ausgestoßenseins. In diesen Situationen der Orientierungslosigkeit, in diesem Zwischenreich, treten jeweils die helfenden Gestalten auf, die alten weisen Frauen oder die alten weisen Männer.

Die Märchen, in denen der Held oder die Heldin unendlich lange geht, bis er oder sie ans Ende der Welt kommt oder eben auf einen Menschen trifft, der einen weisen Rat gibt, sind in der Mehrzahl. Ist dahinter vielleicht die Erfahrung verborgen, dass durch gleichförmige Bewegungen Menschen in Trance gelangen und dann die guten Einfälle besser aufsteigen können? Allerdings ist es in diesen Märchen kein freudiges Gehen, eher ein Umherirren, aber die Heldinnen und Helden sind in Bewegung, und gerade dadurch ist es auch möglich, dass sie den weisen alten Menschen begegnen, dass Zugang zu Schichten der Psyche gefunden wird, in denen alte Weisheiten schlummern, Lösungen gefunden werden, die den Menschen schon immer geholfen haben. Damit Leben gelingen kann, müssen diese Einfälle ernst genommen werden. Und das ist wichtig: Es ist nicht mehr einfach nur das kleine Ich, das ein Problem lösen muss, das Problem wird dadurch in einen größeren Lebenszusammenhang hineingestellt.

Der Märchenheld oder die Märchenheldin muss sich ganz auf die Aufgabe konzentrieren, sich voll einlassen und alles tun, was in den eigenen Kräften liegt. Auch alle Kräfte, die in der einseitigen Lebenssituation geweckt worden sind, die sie verlassen haben, werden benötigt. Es ist keine Lebenssituation so schlecht, dass sie nicht doch auch Kräfte wecken würde, die für die Weiterentwicklung gebraucht werden können. Ganz besonders wichtig für das Gelingen scheint zu sein, dass nicht vergessen wird, was einmal gut war im Leben, dass in allen Gefahren und Widrigkeiten die Erinnerung daran bleibt, weil die guten Erfahrungen Quellen des Vertrauens sind und in der aktuellen Situation hilfreich sein können. Das heißt, dass es außerordentlich wichtig ist, sich auch in Situationen der größten Entwertung und des Ausgestoßenseins, in diesen Situationen der Orientierungslosigkeit, des größten Selbstzweifels daran zu erinnern, dass es positive Seiten in einem gibt, Seiten, die man an sich akzeptieren kann.

Es gibt aber immer auch Situationen, die die Märchenhelden und Märchenheldinnen nicht allein bewältigen können, wo sie auf Hilfe angewiesen sind. Es zeichnet sie geradezu aus, dass sie diese Hilfe auch annehmen können, dass sie spüren, wenn ein alter Weiser vor ihnen steht, wenn eine alte Weise vor ihnen steht – das heißt, wann es sich um eine tiefe Erkenntnis handelt.

Alles zu tun, was in der eigenen Macht liegt, und sich helfen zu lassen, wenn es ohne Hilfe nicht weitergeht, offen zu sein für rettende Einfälle scheint eine Grundregel für das gelingende Leben nicht nur in den Märchen zu sein. Das erfordert zum einen eine sehr aktive Einstellung dem Leben gegenüber mit viel Mut zur Angst, zum anderen eine kontemplative oder meditative Einstellung, die offen ist für Einfälle.

Vielleicht gelingt das Leben den Märchenheldinnen und Märchenhelden, weil sie nicht sagen: »Es geht nicht«, sondern die Einstellung haben: »Es muss doch einen Weg geben.« Das weist auf das grundlegende Vertrauen ins Leben hin, das sie trägt. Bei den einen ist dieses Vertrauen offensichtlich, andere scheinen wenig Vertrauen zu haben, und dennoch erweist es sich in den aussichtslosen Situationen, dass sie nicht verzweifeln, sondern dass sie eben doch vertrauen, vielleicht sogar wider besseres Wissen. Sie erklären sich einverstanden mit dem Leben, wie es ist, auch wenn es gelegentlich nicht angenehm ist, sie haben eine Liebe und eine Entschlossenheit auch zu einem schwierigen Schicksal, eine amor fati.

Das Leben wandelt sich immer. Wer dieser notwendigen Wandlung vertraut, mit dieser ständigen Wandlung – mit den Rhythmen des Lebens – geht, dem oder der gelingt das Leben. Das Leben lässt dann auch viel an Gelingen zu.

Anmerkungen

Verena Kast – eine schöpferische Frau und ihr Werk

1 Jung, C. G.: Gesammelte Werke (GW) Bd. 1–20, GW 11, Olten 1971, § 509
2 Jung, C. G.: Briefe Bd. 1, Brief vom 25.11.1932, S. 146
3 Jung, C. G.: GW 16, 1971, § 227
4 Jung, C. G.: GW 9 II, 1951, § 257

Leben soll intensiv sein

1 aus: Kast, V.: Die Nixe im Teich. Zürich 1995, S. 49–51

Verliebt sein

1 aus: Kast, V.: Paare. Stuttgart 1984/2002, S. 7–22
2 Leisi, E.: Paar und Sprache. Heidelberg 1978
3 Bloch, E.: Prinzip Hoffnung. Frankfurt 1959, S. 378
4 Binswanger, L.: Grundformen und Erkenntnis menschlichen Daseins. München/Basel 1962
5 aus: Kast, V.: Der schöpferische Sprung. Olten 1987, S. 46–55

Archetypen

1 aus: Kast, V.: Paare. Stuttgart 1984/2002, S. 157–177, gekürzt
2 Franz, M.-L. von: Der Individuationsprozess. In: Der Mensch und seine Symbole. Olten 1968, S. 195
3 Jung, C. G. (1956, 1983): Mysterium coniunctionis II, GW 14/II, S. 244
4 Jung, C. G.: Bewusstes und Unbewusstes. Frankfurt/Main 1957, S. 98
5 Bateson, zitiert nach Capra, F.: Wendezeit. München 1983, S. 322
6 Jung, C. G.: Aion, GW 9/II, 1951, S. 23
7 Jung, C. G.: Mysterium coniunctionis II, a. a.O., S. 313
8 Hillmann, J.: Anima. In: GORGO, 5/1981, Stuttgart

Trauer beim Tod eines geliebten Menschen

1 aus: Kast, V.: Trauern. Stuttgart 1999, S. 11–27, S. 139–185
2 Augustinus, A.: Confessiones IV, 4, 9; 6, 11; Dreizehn Bücher Bekenntnisse. Übertr. von Carl Johann Perl, mit Anm. von Holl, A., Paderborn 1964, S. 77 ff.
3 Lindemann, E.: The Symptomatology and Management of Acute Grief. In: Am. J. Psychiat. 101, 1944, S. 144
4 Parkes, C. M.: Vereinsamung. Die Lebenskrise bei Partnerverlust. Hamburg 1978
5 Bowlby, J.: Loss, Sadness and Depression. Hogarth Press, London 1980. Bowlby referiert eine Untersuchung an 60 Personen, die ihren Partner verloren haben, drei Jahre nach dem Todeserlebnis. Eine einzige Person hatte in dieser Zeit Selbstmord begangen (S. 151 f.)
6 Vgl. Wiplinger, F.: Der personal verstandene Tod. Freiburg 1980
7 Marcel, G.: Gegenwart und Unsterblichkeit. Frankfurt a. M. 1961, S. 287
8 Parkes, C. M., a. a.O.
9 Die Shiva, die sieben Trauertage, die nach dem Tod eines Verwandten eingehalten werden und während derer man im Heim des Verstorbenen sitzt, betet, vom Verstorbenen spricht, dem Hauptleidtragenden alle Pflichten abnimmt und ihn einfach Wärme und Fürsorge spüren lässt.
10 Kuhn, R. zit. in Parkes, C. M., a. a.O., S. 115
11 Schultz, H.-J. (Hg.): Einsamkeit. Stuttgart 1980
12 Volkan, V.: A Study of a Patient's »ReGriefWork«. In: Psychiat. Quart. 45/1, 255–273, 1971
13 Vgl. Volkan, V., a. a.O., Bowlby, J., a. a.O., Brown, G. W., Harris, T., Copeland, J. R.: Depresseion and Loss. In: Brit. J. Psychiat. 130, 1977, S. 1–18
14 Mahler, M.: Symbiose und Individuation. Stuttgart 1972, S. 14
15 Mahler, M., Pine, F, Bergman, A.: Die psychische Geburt des Menschen. Frankfurt a. M. 1978
16 de Beauvoir, S.: Une mort très douce. Paris 1964
17 Apostel Paulus: Brief an die Philipper 1, 23–24
18 Teresa von Avila: Vita 24, 7
19 Kohut, H.: Narzissmus. Frankfurt 1973. Kohut, H.: Die Heilung des Selbst. Frankfurt 1979. Kernberg, O.: Borderline Störungen und pathologischer Narzissmus. Frankfurt 1978
20 Meyer, J. E.: Todesangst und das Todesbewusstsein der Gegenwart. Berlin 1979, S. 34

21 ebd.
22 Bataille, G.: Der heilige Eros. Darmstadt 1963
23 Das Thema Liebe und Tod dominiert z. B. das Werk von Ingeborg Bachmann.
24 Rilke, R. M.: Werke in 3 Bänden. Frankfurt 1966, Bd. 1, S. 233
25 Meyer, J. E., a. a.O., S. 49
26 Jung, C. G. (1921): Psychologische Typen. GW 6, 1960, S. 512 ff.
27 Grof, S., Halifax, J.: Die Begegnung mit dem Tod. Stuttgart 1980, S. 155
28 ebd.
29 Vgl. Jung, C. G.: Mysterium Coniunctionis. GW 14 I und 14 II, besonders 14 II, 1968, S. 324 ff.
30 Vgl. Mahler, M., a. a.O.
31 Vgl. Rank, O.: Beyond Psychology. Dover Publications, New York 1958, S. 196. Erstmals publiziert 1941.
32 Brown, G. W., Harris, T., Copeland, J. R., a. a.O.
33 Vgl. die Märchen vom dankbaren Toten, z. B. »Rothaarig Grünäugig«, aus: Märchen aus Kurdistan. Märchen der Weltliteratur. München 1978
34 Das Gilgamesch Epos. Stuttgart 1958

Die Freudenbiographie

1 aus: Kast, V.: Freude Inspiration Hoffnung. Olten 1991, S. 9–23, 52–59
2 Bolterauer, L.: Die Macht der Begeisterung. Tübingen 1989
3 Izard, C.E.: Die Emotionen der Menschen. Weinheim 1981
4 Freud, S.: Trauer und Melancholie. Frankfurt 1975, S. 207 f.
5 Kast, V.: Die Dynamik der Symbole. Olten 1990, S. 114 ff.
6 Jung, C. G.: Psychologische Typen. GW 6, 1960
7 Kast, V.: Paare. Stuttgart 1984/2002
8 Csikszentmihalyi, M.: Das Flow-Erlebnis. Stuttgart 1987, S. 206
9 ebd., S. 200
10 Straub, J.: Historisch-psychologische Biographieforschung. Heidelberg 1989, S. 177 ff.
11 Frisch, M.: Mein Name sei Gantenbein. Frankfurt a. M. 1969, S. 26 und 398
12 Frisch, M.: Augenblick. Tagebuch 1946–49. Frankfurt a. M. 1985, S. 109

Die Bereitschaft, neu geboren zu werden

1 aus: Kast, V.: Vater-Töchter Mutter-Söhne. Stuttgart 2005, S. 252–255
2 Fromm, E. (1959): Der kreative Mensch. In: Fromm, Gesamtausgabe Bd. 9, München 1989, § 53, 54
3 Haerlin, P.: Wie von selbst. Vom Leistungszwang zur Mühelosigkeit. Weinheim, Berlin 1987, S. 12 f.
4 ebd., S. 10
5 ebd.
6 ebd., S. 13
7 ebd.
8 ebd., S. 30

Das Fremde als das Faszinierende und Unheimliche

1 aus: Kast, V.: Der Schatten in uns. Düsseldorf 1999, München 2002, S. 54–83
2 Kast V.: Vater-Töchter, Mutter-Söhne. Wege zur eigenen Identität aus Vater- und Mutterkomplexen. Stuttgart 1990
3 Freud S.(1919): Das Unheimliche. Studienausgabe Bd. 4, Frankfurt a. M. 1997, S. 243 ff.
4 Strauch, I., Meier, B.: Den Träumen auf der Spur. Bern 1992
5 Jung, C. G.: GW 9 I, 1951, § 567
6 Jung, C. G.: GW 9 II, 1951, § 19
7 Jung, C. G.: GW 7, 1971, § 152
8 Kast, V.: Die Dynamik der Symbole. Olten 1990, S. 114 ff.
9 Vierzig, S.: Das Böse. Stuttgart 1984
10 Kant, I., zitiert ebd., S. 38 f.
11 Sölle, D., zitiert ebd., S. 47 ff.
12 Camus, A.: Die Pest. Reinbek 1950
13 Aeschbacher, U.: C. G. Jung, das »Dritte Reich« und die Macht der Verdrängung. Intra 6, Heft 26, S. 32–41
14 Jung, C. G. (1946): Nach der Katastrophe. In: Zivilisation im Übergang. GW 10, 1974, § 408
15 Jung, C. G. (1936): Wotan. In GW 10, 1974, § 371–399
16 Neumann, M.: Die Beziehung zwischen Erich Neumann und C. G. Jung und die Frage des Antisemitismus. In: Anal. Psychol. 23, 1992, S. 3–23
Evers, T.: Mythos und Emanzipation. Eine kritische Annäherung an C. G. Jung. Hamburg 1987

Jacoby, M.: Antisemitismus – ein ewiges Schattenthema. In: Anal. Psychol. 23, 1992, S. 24–4°
Kirsch, J.: Jungs sogenannter Antisemitismus. In: Anal. Psychol. 16 (I), 1985, S. 40–65
Samuels, A.: Politics and Psyche. London and New York 1993
Spillmann, B.: Die Wirklichkeit des Schattens. Kritische Überlegungen zu C. G. Jungs Haltung während des Nationalsozialismus und zur Analytischen Psychologie. In: Anal. Psychol. 29 (4), 1998, S. 272–295

17 Jung, C. G. (1946): Nachwort zu »Aufsätze zur Zeitgeschichte«, GW 10, 1974, § 475
18 Jung, C. G. (1946): Nach der Katastrophe. GW 10, § 405, 408
19 ebd., § 443
20 ebd.
21 Jung, C. G. (1916): Die transzendente Funktion. In: Die Dynamik des Unbewussten. GW 8, 1967, § 159 ff.
22 Jung, C. G. (1946): Der Kampf mit dem Schatten. GW 10, 1974, § 450 ff.
23 Kast, V.: Dynamik der Symbole. Olten 1990, S. 108 ff.
24 Jung, C. G.: GW 10, 1974, § 45°
25 Neumann, E. (1948): Tiefenpsychologie und neue Ethik. München 1964, S. 9
26 Brief an die Römer 7,19. In: Die Bibel. Einheitsübersetzung, Katholische Bibelanstalt, Stuttgart 1980
27 Neumann, a.a.O., S. 92
28 Jung. C. G.: Briefe 11. Olten 1972, S. 139
30 Jaffé, A. (Hg.): Erinnerungen, Träume, Gedanken. Zürich 1962, S. 332
31 ebd., S. 333
32 ebd., S. 333
33 ebd., S. 331
34 Kast, V.: Vater-Töchter, Mutter-Söhne. Wege zur eigenen Identität aus Vater- und Mutterkomplexen. Stuttgart 1994

Verzeihen und versöhnen

1 aus: Kast, V.: Wenn wir uns versöhnen, Stuttgart 2005, S. 9–14, 51–67
2 Habermas, J.: Vergangenheit als Zukunft. Zürich 1990
3 Bowlby, J.: Grief and mourning in infancy. In: The Psychoanalytic Study of the Child, 15, 1960, S. 3–39

4 Die Beschreibung der Testsituation und der Bindungsmuster finden sich z. B. in Dornes, M.: Bindungstheorie und Psychoanalyse. Konvergenzen und Divergenzen. In: Psyche 52/4, 1998, S. 299–348
5 Grossmann, K. und Grossmann, K.: Frühkindliche Bindung und Entwicklung individueller Psychodynamik über den Lebenslauf. In: Familiendynamik 20, 1995, S. 171–192
6 Erikson, E. H.: Identität und Lebenszyklus. Frankfurt/Main 1971
7 Kast, V.: Vater – Töchter, Mutter – Söhne. Wege zur eigenen Identität aus Vater- und Mutterkomplexen. Stuttgart 1994, S. 51 ff.
8 Ausführlich zu diesem Thema Dornes, M.: Psyche 52 a. a.O.
9 ebd., S. 318
10 Fonagy, P.: Psyche 52, a. a.O., S. 356 ff., S. 363
11 Kast, V.: Vom Interesse und dem Sinn der Langeweile. Düsseldorf 2001
12 Kast, V. (2003): Trotz allem Ich. Freiburg im Breisgau 2007, S. 183 ff.
13 ebd., S. 39 ff.
14 Taylor, S. E.: Positive Illusionen. Produktive Selbsttäuschung und seelische Gesundheit. Reinbek 1993
15 Schütz, A.: Psychologie des Selbstwertgefühls. Von Selbstakzeptanz bis Arroganz. Stuttgart, Berlin, Köln 2000, S. 69
16 ebd., S. 111
17 Jung, C. G, Aniela Jaffé: Erinnerungen, Gedanken, Träume von C. G. Jung. Aufgezeichnet und herausgegeben von Jaffe, A.. Zürich und Stuttgart 1962, S. 333
18 Ausführliche Darstellungen des Trauerprozesses finden sich in Kast, V.: Trauern. Phasen und Chancen des psychischen Prozesses. Stuttgart 1982. Kast, V.: Sich einlassen und loslassen. Neue Lebensmöglichkeiten bei Trauer und Trennung. Freiburg 1994
19 Kast, V.: Aufbrechen und Vertrauen finden. Die kreative Kraft der Hoffnung. Freiburg 2001

Das Schöpferische

1 aus: Kast, V.: Die Tiefenpsychologie nach C. G. Jung. Stuttgart 2007, S. 29–36
2 Jung, C. G. (1922): Analytische Psychologie und dichterisches Kunstwerk. In: Über das Phänomen des Geistes in Kunst und Wissenschaft. GW 15, 1971, § 108
3 ebd.

4 Aristoteles: Über die Seele. In der Übersetzung von Willy Theiler, Rowohlt Klassiker 1968, Buch II, 1, 412 a.
5 Jung, C. G. (1922): Analytische Psychologie und dichterisches Kunstwerk. In: Über das Phänomen des Geistes in Kunst und Wissenschaft. GW 15, 1971, § 130
6 ebd., § 127
7 ebd., § 115
8 Jung, Zarathustra Seminar, 10 Bände, 1938ff. Multigraphierte Nachschrift, unpubliziert, Band 7, S. 62
9 Jung, C. G. (1929): Ziele der Psychotherapie. In: GW 16, 1971, § 99
10 Jung, C. G. (1929): Einige Aspekte. In: GW 16, 1971, § 62
11 Jung, C. G.: Briefe. Bd. 1, Brief vom 25.11.1932, S. 146
12 Damasio, A. R.: Ich fühle, also bin ich. Die Entschlüsselung des Bewusstseins. München 2000, S. 383
13 Jung, C. G.: Definitionen. In: GW 6, 1960, § 869
14 Jung, D. G.: Das Typenproblem in der Geistesgeschichte. In: GW 6, 1960, § 88
15 ebd.
16 ebd., § 862
17 ebd., § 819
18 Jaffé, A.: Erinnerungen, Träume, Gedanken von C. G. Jung. Zürich, Stuttgart 1962
19 ebd., S. 181
20 Kast, V.: Vom Interesse und dem Sinn der Langeweile. Düsseldorf 2001, S. 55 ff.

Das Menschenbild C. G. Jungs

1 aus: Kast, V.: Die Dynamik der Symbole. Grundlagen der Jung'-schen Psychotherapie. Olten 1990, S. 9–16
2 Jung, C. G.: Zur Empirie des Individuationsprozesses. In: GW 9 I, 1951, § 530
3 Jung, C. G.: Die Psychologie der Übertragung. In: GW 16, 1971, § 445
4 ebd., § 454
5 Jung, C. G.: Die Psychotherapie der Gegenwart. In: GW 16, 1971, § 227
6 Jung, C. G.: Die Psychologie der Übertragung. In: GW 16, 1971, § 400

7 Jung, C. G.: Die alchemistische Bedeutung des Fisches. In: GW 9 I, 1951, § 257
8 Jung, C. G.: Die transzendente Funktion. In: GW 8, 1985, § 159
9 Jung, C. G.: Die Konjunktion. In: GW 14 II, 1983, § 414
10 Jung, C. G.: Zur Psychologie des Kindarchetypus. In: GW 9 I, 1951, § 291
11 Vgl. Kast, V.: Paare. Stuttgart 1984/2002
12 Jung, C. G.: Psychologische Typen, Definitionen. In: GW 6, 1960, § 891
13 Jung, C. G.: Die Psychologie der Übertragung. In: GW 16, 1971, § 416
14 Jung, C. G.: Briefe III, 1973, S. 24

Märchen vom gelingenden Leben

1 aus: Kast, V.: Vom gelingenden Leben. Düsseldorf und Zürich 1998, S. 9–12, 161–164
2 Bloch, E.: Das Prinzip Hoffnung. Frankfurt a. M. 1959, S. I
3 Kast, V.: Imagination als Raum der Freiheit. Olten 1988
4 Zur Märcheninterpretation vergleiche: Verena Kast, in Ingrid Riedel (Hg.): Das Böse im Märchen. Fellbach 1978
5 Turner, V.: Das Ritual. Struktur und Anti-Struktur, Frankfurt/Main 1989, zum Thema siehe auch: van Gennep, A.: Übergangsriten. Frankfurt a. M. 1986

Quellen

Die Dynamik der Symbole. Grundlagen der Jungschen Psychotherapie. © 1990 Walter Verlag, S. 9–16

Die Nixe im Teich. Gefahr und Chance erotischer Leidenschaft. © 1995 Kreuz Verlag, S. 49–51

Der Schatten in uns, Die subversive Lebenskraft. © 1999 Patmos Verlag, dtv Ausgabe 2002, S. 54–83

Der schöpferische Sprung. Vom therapeutischen Umgang mit Krisen. © 1987 Walter Verlag, S. 46–55

Die Tiefenpsychologie nach C. G. Jung. Eine praktische Orientierungshilfe. © 2007 Kreuz Verlag, S. 29–36

Freude Inspiration Hoffnung © 1991 Walter Verlag, S. 9–23, 52–59

Paare. Beziehungsphantasien oder wie Götter sich in Menschen spiegeln. © 1984 Dieter Breitsohl AG Literarische Agentur Zürich, S. 11–22, 151–156, 157–177

Trauern. Phasen und Chancen des psychischen Prozesses. © 1999 Kreuz Verlag, S. 11–27, 139–156

Vater-Töchter Mutter-Söhne. Wege zur eigenen Identität aus Vater- und Mutterkomplexen. © 2005 Kreuz Verlag, S. 250–255

Vom gelingenden Leben. Märcheninterpretationen. © 1998 Patmos Verlag, S. 9–12, 161–164

Wenn wir uns versöhnen. © 2005 Kreuz Verlag, S. 9–14, 51–67

Bibliographie zum Werk von Verena Kast – eine Auswahl

- Abschied von der Opferrolle. Freiburg im Breisgau, 1998/2007
- Das Assoziationsexperiment. Fellbach 1980
- Aufbrechen und Vertrauen finden. Freiburg im Breisgau 2001/2005
- Die beste Freundin. München 1995
- Die Dynamik der Symbole. Olten 1990 / Düsseldorf 2007
- Familienkonflikte im Märchen. Olten 1984
- Glückskinder. Stuttgart 1993 / München 1999
- Imagination als Raum der Freiheit. München 1995
- Inspirationen für ein gutes Leben. Verena Kast (Hg.), Freiburg im Breisgau 2005
- Vom Interesse und dem Sinn der Langeweile. Düsseldorf 2001 / München 2003
- Lass dich nicht leben – lebe! Freiburg im Breisgau 2002
- Lebenskrisen werden Lebenschancen. Freiburg im Breisgau 2003
- Liebe im Märchen. Olten 1992 / Düsseldorf 2006
- Lob der Freundin. Stuttgart 2006

- Mann und Frau im Märchen. Olten 1983 / München 1995
- Märchen als Therapie. Olten 1986 / München 1993 / Düsseldorf 2002
- Mythos, Traum, Realität. Wien 2000
- Neid und Eifersucht. Zürich 1996 / München 1998
- Paare. Stuttgart 1984/2002
- Der Schatten in uns. Zürich 1999 / München 2002
- Schlüssel zu den Lebensthemen – Konflikte anders sehen. Freiburg im Breisgau 2004
- Der schöpferische Sprung. Olten 1987
- Vom Sinn der Angst. Freiburg im Breisgau 1996/2005
- Vom Sinn des Ärgers. Stuttgart 1998/2005
- Sisyphos. Zürich 1986 / Stuttgart 2004
- Die Tiefenpsychologie nach C. G. Jung. Stuttgart 2007
- Trauern. Phasen und Chancen des psychischen Prozesses. Stuttgart 1982/2002
- Traumbild Auto. Olten 1987
- Traumbild Wüste. Olten 1986
- Trotz allem ich. Freiburg im Breisgau 2003/2007
- Träume. Die geheimnisvolle Sprache des Unbewussten. Düsseldorf 2006
- Vater-Töchter, Mutter-Söhne. Stuttgart 2005

- Mit Verena Kast die Lebensfreude einladen. Freiburg im Breisgau, Freiburg im Breisgau 2001/2006 (Neu gestaltete Ausgabe. Ursprünglich erschienen unter dem Titel »Wie man wirklich reich wird«, Freiburg im Breisgau 1989)
- Vom Vertrauen in das eigene Schicksal. Stuttgart 2001 (Neu gestaltete Ausgabe. Ursprünglich erschienen unter dem Titel »Der Teufel mit den 3 goldenen Haaren«, Zürich 1984)
- Wege aus Angst und Symbiose. Olten 1982
- Wege zur Autonomie. Olten 1985
- Wege zur Versöhnung. Stuttgart 2007
- Wenn wir uns versöhnen. Stuttgart 2005
- Wie eine Frau ihren Mann zurückgewinnt. Stuttgart 2002 (Neu gestaltete Ausgabe. Ursprünglich erschienen unter dem Titel »Die Nixe im Teich«, Stuttgart 1995)
- Zeit zum Lachen – Zeit zum Weinen. Freiburg im Breisgau 2004
- Zeit der Trauer. Stuttgart 2006
- Zäsuren und Krisen im Lebenslauf. Wien 1998
- Kast, V., Jacoby, M., Riedel, I.; Das Böse im Märchen. Fellbach 1978/1990
- Kast, V. , Bahr, H.-E.: Lieben. Stuttgart 1990/1998
- Kast, V., Barz, H., Nager, F.: Heilung und Wandlung: C. G. Jung und die Medizin. Zürich 1986

S. 113 Symbiose als Schutz geg. die Veränderung des Lebens --